Biss in Balance

Dr. med. dent. Rhena Butros

Biss in Balance

Ein Einblick in die ganzheitliche ZahnMedizin

1. Auflage 2018
ISBN 978-3-9816084-4-1

Lotte-Verlag, Bad Nauheim
Layout und Satz: Markus Rühl
Druck: flyeralarm

www.lotte-verlag.de

Für Gianna, Francine, Noé
& Tante Erika

Einleitung

Entwicklung

Biss in Balance

LEBENdige Kiefer-Ortho-Pädie

Weitere ganzheitlich begleitende Therapiemethoden

Gesund beginnt im Mund

Anhang

Einleitung

Vorwort

Immer wieder werde ich, auch von Kollegen, gefragt: „Was ist eigentlich ganzheitliche Zahnmedizin? Eine Füllung ist doch eine Füllung und eine Prothese ist eine Prothese...?“

Ja natürlich. Einerseits. Anderseits gibt es eine Fülle von Aspekten, die einfließen in die Diagnostik und in die Therapie. Schließlich hängt an jedem Zahn ein ganzer Mensch!

Ich möchte Sie sensibilisieren für dieses Wunderwerk der Natur, diesen einzigartigen MundRAUM, in dem auch unsere Zähne stehen, mit dem unser ganzes Ich in Verbindung steht, das Tor zur Seele.

Ich möchte Sie mit diesem Einblick in die ganzheitliche Zahnmedizin auf eine Reise schicken, sodass Sie ein Verständnis zwischen Ihrem Gebiss, das Sie in der Regel leider nur wahrnehmen, wenn es schmerzt, und Ihrem „Rest“-Körper entwickeln.

Und ich möchte Ihnen auch vermitteln, wie wichtig es ist, diesen besonderen Raum gesund zu erhalten und zu pflegen, weil hier Gesundheit beginnt, aber auch Krankheit entsteht.

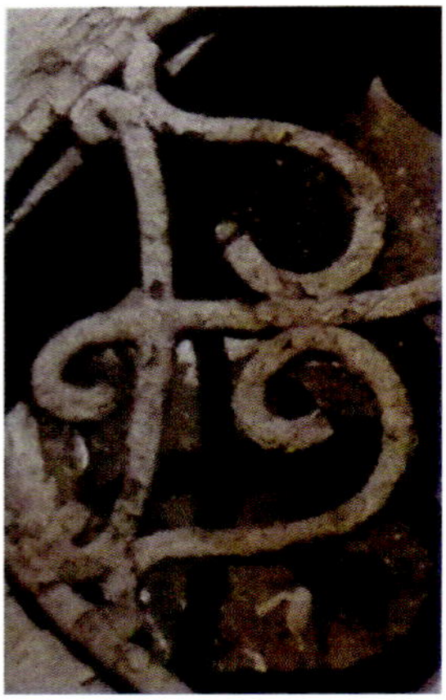
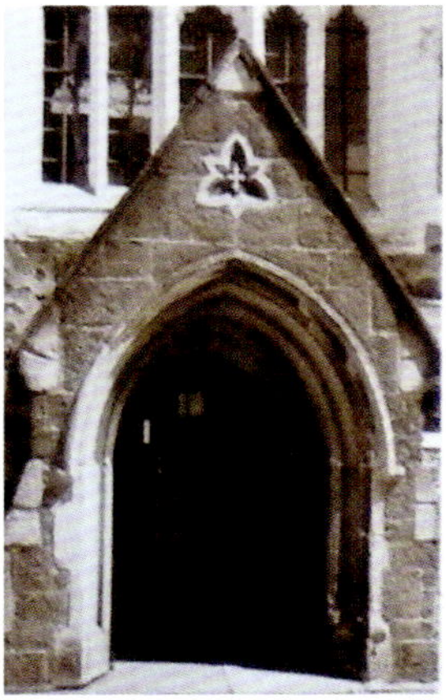
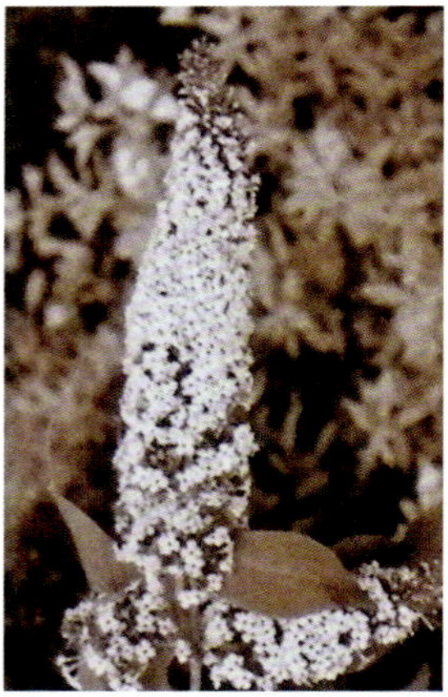
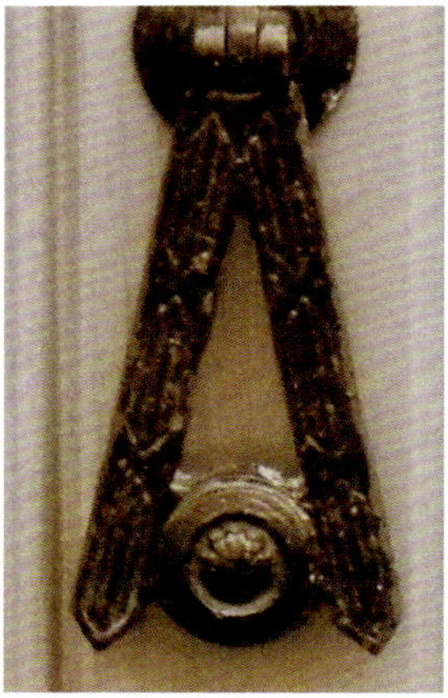
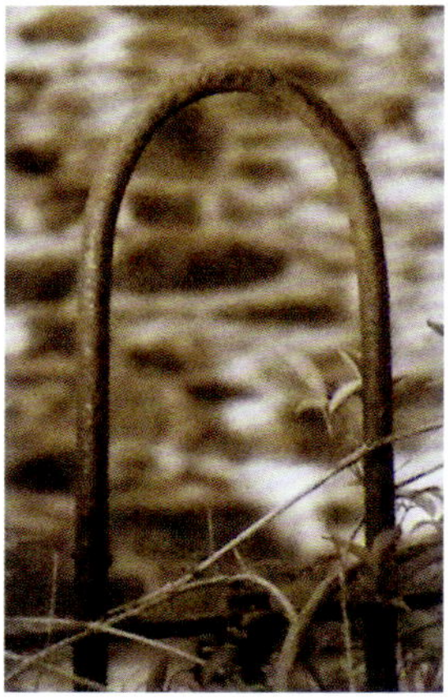

„Balance“

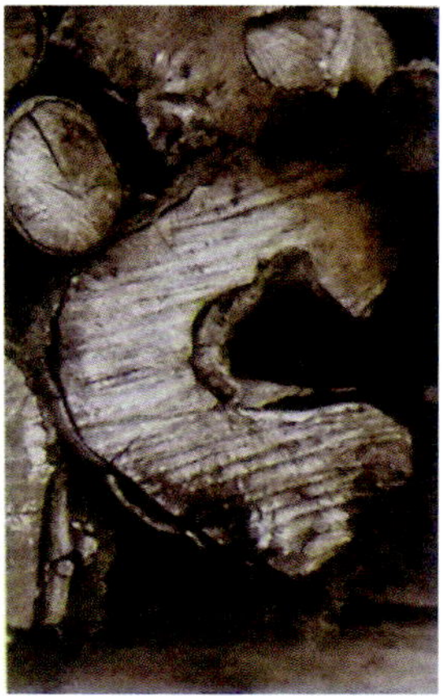

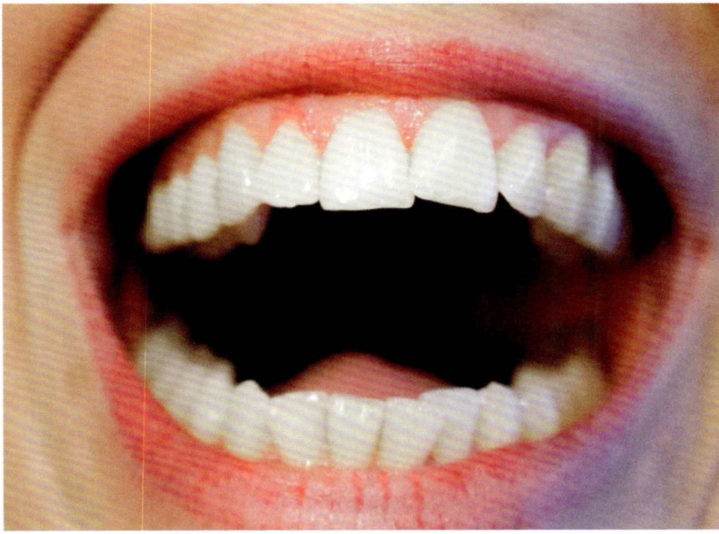

Es liegt mir am Herzen, für diesen besonderen Raum zu werben, weil ich tagtäglich in der Praxis erlebe wie angstvoll die Menschen sind, wenn sie zum Zahnarzt müssen. Welch ein großes Tabu ist mit dem Thema Mund und Zähne verbunden. Es gibt so viele Möglichkeiten der sanften Herangehensweise. Zu Beginn ist es hilfreich, sich mit der Schönheit des Mundes bekannt zu machen. Ich werde nie vergessen wie ich vor langer Zeit in der „Sendung mit der Maus“ einen Film gesehen habe, der nur einen sprechenden Mund zeigte. Ich war fasziniert von der Schönheit der Lippen und der Zähne, der Bewegung und der Artikulation. Die Kamera blieb eine ganze Weile im Großformat auf dem sprechenden/singenden Mund stehen, dann fuhr sie langsam zurück, das Gesicht von Luciano Pavarotti erschien...

Was ist eigentlich ganzheitliche ZahnMedizin?

Stellen Sie sich vor, Sie sind zu einem wundervollen Menü eingeladen, freuen sich schon seit Langem auf die angenehme Gesellschaft, die guten Gespräche, die schön gedeckte Tafel etc. Das Amuse-Gueule (!) wird gereicht, Sie nehmen das Häppchen in den Mund und da passiert es! Es kracht und knirscht, ein messerscharfer Schmerz durchfährt Ihren Kiefer, Ihr *ganzer Körper* ist erschüttert. Sie haben Kopfschmerzen, Ihre Laune ist verdorben, der Genuss, die Freude, der Abend, alles ist dahin. Und jetzt passiert Folgendes: entweder Sie verbringen den Abend wie geplant, nur ohne Amusement, sollten aber ein Schmerzmittel greifbar haben, oder Sie verlassen die Gesellschaft und suchen den zahnärztlichen Notdienst auf. An diesem Beispiel erkennen Sie leicht, dass hier – obwohl es sich nur um einen kleinen Zahn handelt – der *ganze Mensch* in Mitleidenschaft gezogen ist.

„Lieber einen steilen Zahn, als gar kein Gebiss“, sagte einst Graffito und Wilhelm Busch behauptet: *„Ein Zahn, ein hohler, macht mitunter sogar die faulsten Leute munter.“*

Einer meiner zahnärztlichen Lehrer, Dr. Hubertus von Treuenfels, formuliert es, wie ich finde sehr treffend, so: „*Es ist das Schauen mit vielen Augen aus verschiedenen Richtungen.*“[1] Damit wird die ganzheitliche Diagnostik beschrieben. Damit wird aber auch klar, dass kein Mensch *alles* sehen kann. Die ganzheitliche Zahnmedizin stellt natürlich den ganzen Menschen in den Mittelpunkt. Als ganzheitliche Zahnärzte richten wir unseren Focus nicht nur auf den Zahn, sondern vom Mund auf den Körper und/oder vom Körper auf den Mund. Wir beziehen Leitbahnen (auch Meridiane genannt) ein, bekannt aus der traditionell chinesischen Medizin (TCM). Ein Zahn kann schmerzen, obwohl er gesund ist. Er reagiert damit stellvertretend für ein Organ oder ein System. Am Beispiel des *Eckzahnes* möchte ich Ihnen diese Zusammenhänge verdeutlichen.

Eckzahnkorrespondenten

- Zahn ········ Eckzahn, Caninus
- Sinnesorgan ········ Auge (deshalb Augenzahn genannt)
- Gelenke ········ Hüfte, Knie
- Wirbel ········ B9, B10
- Yin-Organ ········ Leber
- Yang-Organ ········ Gallenblase
- Nasennebenhöhle ········ Keilbeinhöhle
- Endokrine Drüse ········ Hypophysenhinterlappen
- Gestirn/Gottheit ········ Mars/Ares
- Symbol ········ Männlichkeitssymbol
- Positiver Aspekt ········ Fröhlichsein, Optimismus
- Negativer Aspekt ········ Schwermut (Leber)
- Charakteristisches Thema ········ Macht, Durchsetzungsvermögen, Aggression, Potenz, auch sexuell
- Farbe ········ Rot

[1] Dr. H. v. Treuenfels, mündl. Aussage im Kurs Systemische Funktionskieferorthopädie, 2009

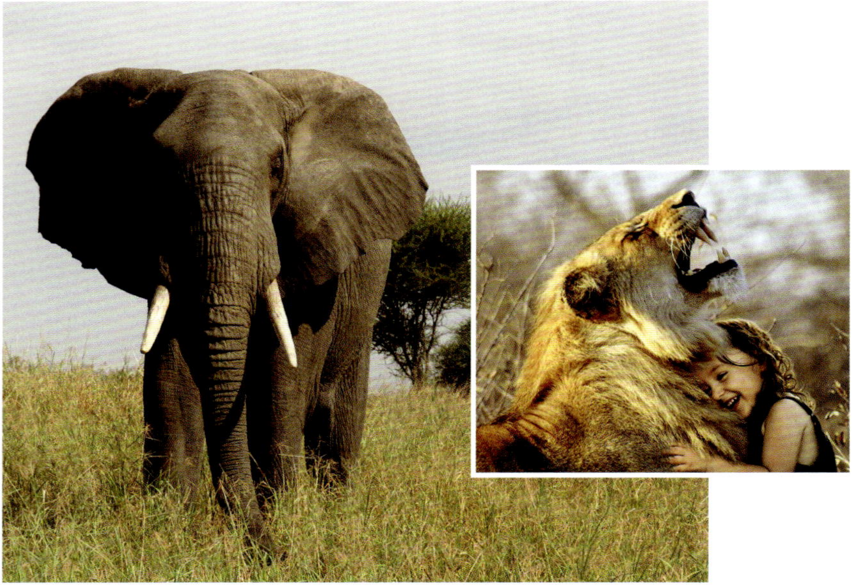

Potenten Eckzähne

In meiner Praxis erlebe ich es immer wieder: Bei Eckzähnen, die nicht in „Ordnung“ stehen, z. B. mit ihrer Spitze nach innen zum Mundraum gerichtet, finde ich häufig Zeichen sogenannter autoaggressiver Handlungen wie Nägelkauen, Haut abreißen, selbst kratzen etc. Oder aber, wenn Eckzähne nicht durch“brechen“ wollen, kann die gesunde Aggression unterentwickelt sein.

Schauen Sie sich die potenten Eckzähne, Canini, Reißzähne, Fangzähne wie sie auch genannt werden, in der Tierwelt an. Beim Elefanten als Stoßzähne besonders imposant, bei Raubkatzen beängstigend.

„Löwenzahn an sich ist herrlich und als solcher ungefährlich, anders als des Löwen Zahn, wenn er noch an dem Löwen dran.“

(Klaus Klages)

Bei den Schneidezähnen, die mit der Venus, also der Göttin der Schönheit, korrespondieren, wird diese Verbindung noch offensichtlicher.

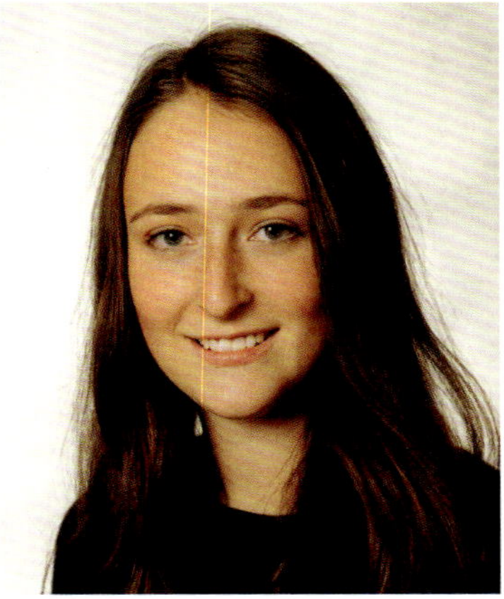

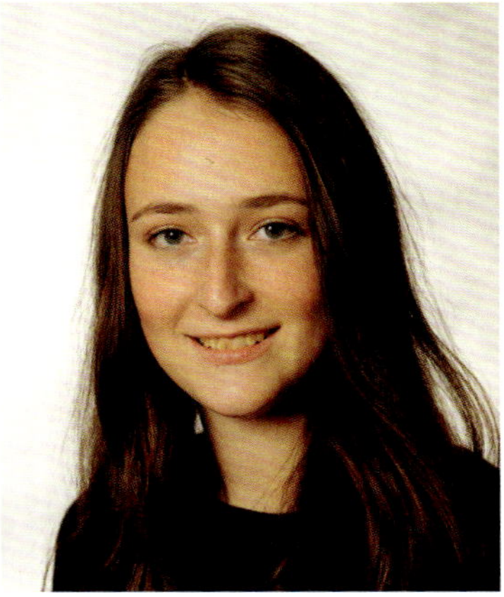

Diese junge Frau möchte sich bewerben. Welches Bild, denken Sie, wird wohl das Geeignete für eine erfolgreiche Einstellung sein? Sie erkennen auch hier leicht die Zusammenhänge nicht nur des äußeren Erscheinungsbildes, sogar der gesellschaftlichen Akzeptanz. Ein „potenzieller“ Bewerber wird anderen immer bevorzugt, wenn er schöne, gut ausgebildete, strahlend weiße Frontzähne hat. Dunkel verfärbte Füllungen, Schiefstände, geschwollenes Zahnfleisch wirken nicht attraktiv. Darum ist es in Hollywood üblich, sich erst mal die Zähne „erneuern“ zu lassen. Für manchen Schauspieler mag es ein Markenzeichen sein, Fehlbildungen zu haben, oder es gehört zur Rolle eines Bösewichtes dazu. Auch wird Gesundheit allgemein mit einem schön anzusehenden Mund verbunden.

Weitere vielfältige Zusammenhänge bieten die zahlreichen Entsprechungen (Somatotopien) unseres Körpers:

- Die Fußreflexzonen (FRZ)
- Akupunktur (Ohr, Körper, Kopf, Hand, Mund)
- Irisdiagnostik
- Kinesiologie (Muskel, Psyche)
- u. v. a. m.

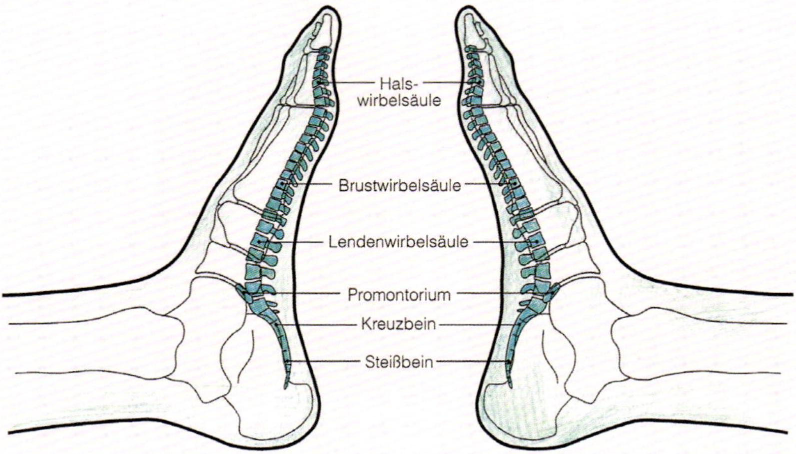

Entsprechung Fuß/Wirbelsäule

Interessant sind auch die Entsprechungen von Wirbelsäule und Fuß wie sie Hanne Marquardt in „*Formenähnlichkeiten als Schlüssel zur Therapie*" aufzeigt.

Zur Formenähnlichkeiten unseres Körpers schreibt sie: „*Alle Formen, auch anatomische, sind nicht auf Selbstzweck angelegt, sondern dienen einer Funktion. Jede äußere Form birgt in sich eine In-Form-ation...*"[2] „*Ähnliche Formen im Menschen weisen auf therapeutisch nutzbare Zusammenhänge hin, denn sie entstehen aus dem gemeinsamen inneren Plan einer vorausgegangenen feinstofflichen Ebene. Das Leben weiß: Im Teil ist das Ganze enthalten. Die Aussicht auf Heilung einer Krankheit hängt nicht primär von ihrem Namen ab, sondern von der Heil-Kraft und dem Heil-Willen des Menschen. Und von dem, was das Schicksal auf dem persönlichen Lebensweg mit ihm vorhat.*"[3] Um die deutliche Ähnlichkeit

[2] Hanne Marquardt, Fundsachen am Fußweg, Hanne Marquardt Verlag, 1. Auflage 1997

[3] Hanne Marquardt, Formenähnlichkeiten als Schlüssel zur Therapie, Hanne Marquardt Verlag, 10. Auflage 2015

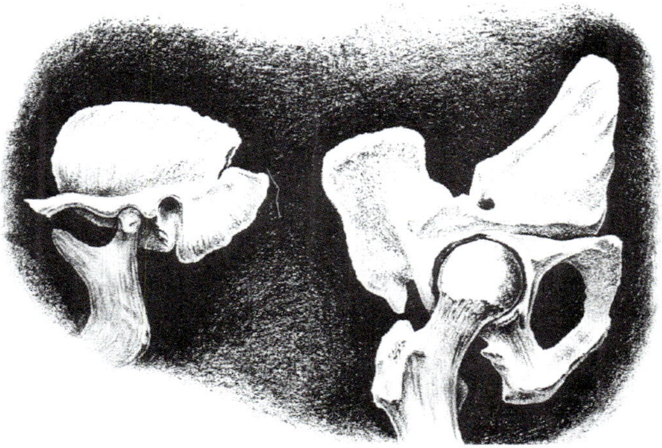

Formenähnlichkeit Kiefergelenk/Hüftgelenk

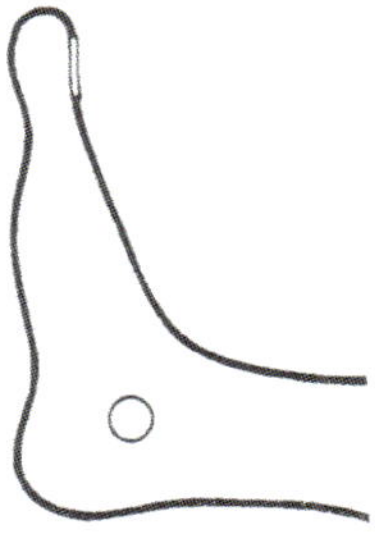

Sitzender Mensch/ stehender Fuß

zwischen Kiefer- und Hüftgelenk zu erkennen, muss man keine anatomischen Kenntnisse besitzen.

Es gibt zahlreiche Methoden, die zeigen, wie zusammenhängend unser Körper nicht nur auf physischer Ebene reagiert. Sich damit zu befassen, ist nicht nur hochspannend, sondern auch eine never-ending Story.

Das System der Grundregulation von dem Wiener Arzt und Histologen Dr. Alfred Pischinger (1899-1983) erstmals 1953 beschrieben, dient dabei als Grundlagenverständnis für biologische Zusammenhänge der Funktionen des Bindegewebes. Alle unsere Körpermaterialien sind aus Bindegewebe entstanden und unterliegen bestimmten Regularien, auch unsere Zähne.

„Heute definiert sich das System der Grundregulation nach Pischinger als Funktionseinheit der Gefäßendstrombahn, der Bindegewebszellen und der vegetativ-nervalen Endformation. Das gemeinsame Wirk- und Informationsfeld dieser Trias ist die

extrazelluläre Flüssigkeit. Angeschlossen sind die Lymphgefäße und Lymphorgane. Es ist das größte den Organismus ganzheitlich durchziehende System. Es sorgt für die Ernährung der Zellen ... und für deren Entsorgung. Es reguliert also das „Zelle-Milieu-System" und ist gleichzeitig Gegenstand aller Entzündungs- und Abwehrvorgänge. Damit ist es zuständig für alle Lebensgrundfunktionen."[4] Das linear-kausale Ursachen-Wirkungs- Denken der Medizin über viele Jahrzehnte hinweg, ist vor allem dem Sektor der Chirurgie oder dem Bereich der Infektionen geschuldet. Auch in der modernen Zahnheilkunde (Zucker-Plaque-Karies) hat sie ihre Berechtigung. Jedoch gibt es immer wieder Menschen, die massenhaft Süßes verzehren, ohne dabei eine Karies zu entwickeln. Wie kann das sein? Womit ist dies begründet? Ungerecht! Mag so mancher denken. Aber gerade das beweist doch wie komplex und hochvernetzt sie einem biologischen Fließgleichgewicht unterliegen.

„Sie tauschen als „offene Systeme" mit ihrer Umgebung Energie und Materie aus."[5]

Ein Fisch (Körperzelle) schwimmt in einem Aquarium (Körper). Das Wasser (extrazelluläre Flüssigkeit) ist in der Regel sauber. Hier finden sich Nahrung und Entsorgungsprodukte des Fisches im Austausch (Stoffwechsel). Ist das Wasser trüb, schmutzig, sauerstoffarm, also ein Ungleichgewicht zugunsten der Entsorgungsprodukte, kann da der Fisch gesund bleiben?

[4-5] Pischinger: Das System der Grundregulation, Grundlagen einer ganzheitsbiologischen Medizin, Neubearbeitet und herausgegeben von H. Heine, 11. Unv. Auflage, Haug-Verlag, 2010

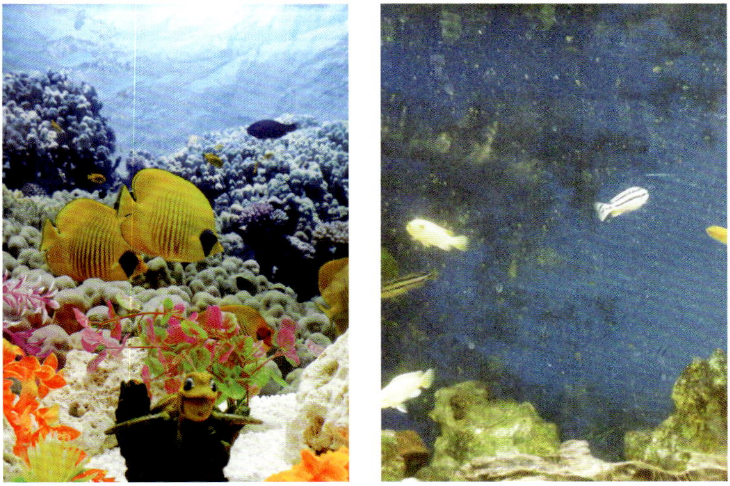

Sauberes und trübes Wasser

Dieses stark vereinfachte Beispiel für Regulationsvorgänge in unserem Körper zeigt Ihnen deutlich, um was es geht: Gesundheit basiert auf gesundem Stoffaustausch, Ernährung und Bewegung.

Für unsere Zähne gilt das Gleiche. Über die Zahnkronen ist der Zahnschmelz mit der Speichelflüssigkeit in Kontakt. Hier findet extrazellulärer Stoffaustausch statt: De- und Remineralisation. Gesunde Ernährung ist von ebenso großer Bedeutung wie gesundes Kauen (Bewegung).

In den folgenden Kapiteln hoffe ich Ihnen das noch eingehender erklären zu können.

Entwicklung

MundRAUM

Über die Entwicklung des Mundraumes des Kindes in der Gebärmutter möchte ich nur so viel sagen, dass hier bereits gegen Ende der dritten Woche am vorderen Ende des Vordarmes mit der Mundbucht das Wunder beginnt. Durch Einstülpungen und Spezifikationen bilden sich aus verschiedenen Zellschichten (Keimblätter genannt) Zunge und Zähne sowie Mund- und Nasenraum. Die Zähne gehören zu den Organen, die wie Haut, Sinne und Nervensystem aus dem äußeren Keimblatt, dem Ektoderm, entstehen. Das würde auch ihre ausgesprochene Sensibilität erklären. Der dabei entstehende Raum wird später getrennt durch das Gaumendach in Mund- und Nasenraum. Dieses stellt also gleichzeitig den Boden der Nase und das Dach des Gaumens dar.

Wenn Sie sich den Mundraum einmal als Hohlraum ausgefüllt vorstellen, dann entsteht die Form eines Eis mit dem stumpfen Pol im vorderen Bereich und mit dem spitzen Pol im hinteren Bereich.

Das hat seine besondere Bedeutung: Grundsätzlich erfolgt form-funktionsbedingt am stumpfen Pol die größte Stoff-

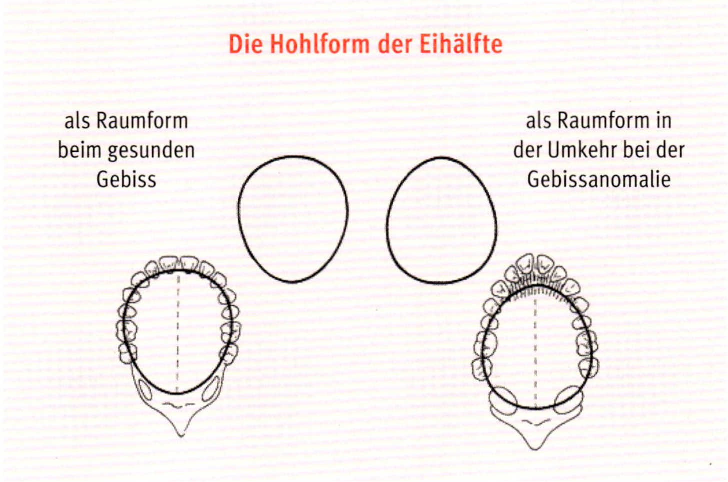

Der Mund als Eiform

wechselaktivität. Ich erkläre das immer gerne so: Wenn Sie beispielsweise ein Hühnerei kochen wollen, piksen Sie in die Luftblase am stumpfen Eipol, dort, wo der Kopf des Kükens gebildet wird. Das heißt, in der vorgeburtlichen Phase der Entwicklung von Lebewesen wird im stumpfen Pol immer das Gehirn ausgebildet, im spitzen Pol hingegen immer der Enddarm.

Sprechen Sie doch einmal das Wort „Lust“ aus, Ihre Zungenspitze stößt dann direkt hinter die oberen Schneidezähne an einen sinnesreichen Punkt, der fernöstlich auch als Meditationspunkt genutzt wird. Anatomisch befindet sich hier die Papilla incisiva. Hier werden auch die sogenannten Zahnlaute (C, D, L, N, S, T, Z) gebildet. Wie oft sehe ich in meiner Praxis gerade im Frontzahnbereich Lymphstauungen und die Umkehrung der Pole. Kinder mit Zungenfunktionsstörungen oder Zungenfehllage lasse ich häufig das Wort „Nein“ aussprechen um die Zunge zu trainieren. Das machen sie, wie Sie sich vorstellen können, sehr gerne. Dass ausgerechnet hier die Nieren-Blasen-Leitbahn durchläuft, ist wissenschaftlich nicht von Bedeutung, wohl aber ganzheitlich energetisch gesehen.

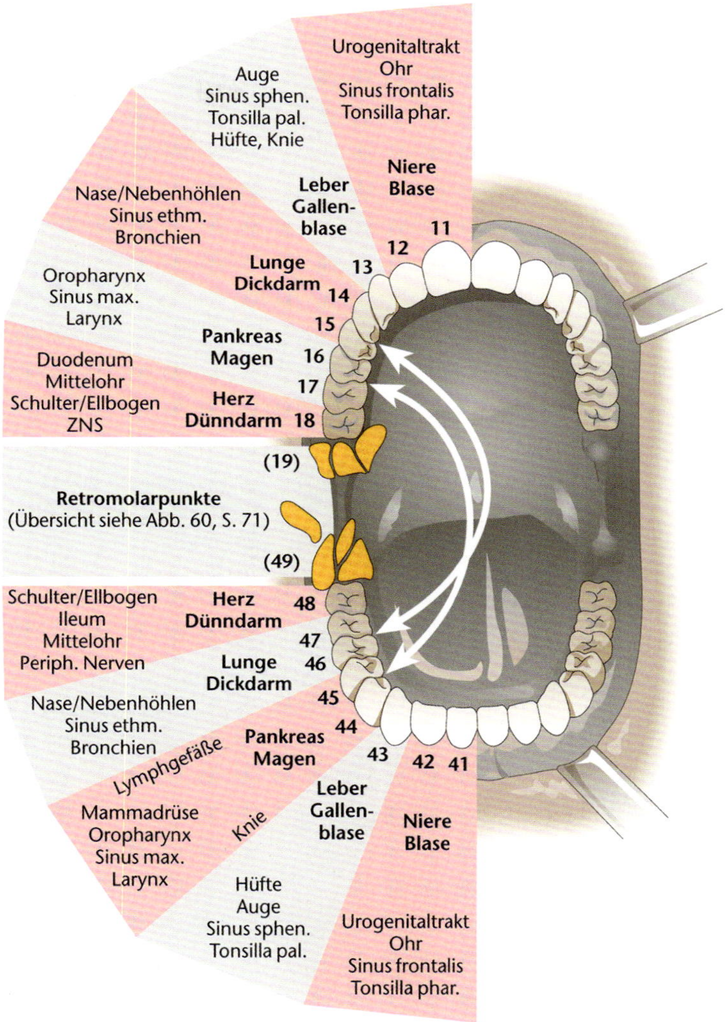

Die Beziehungen der fünf Funktionskreise zu den Zähnen

GebissRAUM

Bereits im fünften vorgeburtlichen Monat werden die ersten Milchzähne gebildet. Zum Zeitpunkt der Geburt sind somit alle Milchzahnkronen ausgebildet und sechs Monate später werden schon die bleibenden Zähne angelegt.

Darum ist es so wichtig, schon im Säuglingsalter auf eine gesunde Ernährung (auch der Mutter) zu achten, um dem Körper all das zur Verfügung zu stellen, was er für eine gesunde Entwicklung und Ausbildung, nicht nur der Zähne, braucht. Das Stillen sei hier besonders erwähnt, um die Entwicklung der Kau-, Saug-, Schluckmuskulatur zu trainieren, ebenso der Kopfhaltemuskulatur. Wussten Sie, dass nur der Säugling gleichzeitig saugen, schlucken und atmen kann? Ohne diese Fähigkeit der Primärfunktionen wären wir alle nicht hier!

Mit ca. drei Jahren sind dann alle Milchzähnchen durchgebrochen. Bis dahin haben alle Eltern die stark schiebenden Kräfte, die durchbrechende Energie der Zähne bei ihren Kindern miterlebt. Manche Kinder reagieren mit Schmerzen, juckendem Zahnfleisch und unruhigen Nächten, Durchfall und wunden Popos. Bei anderen ist nichts von alledem mitzukriegen.

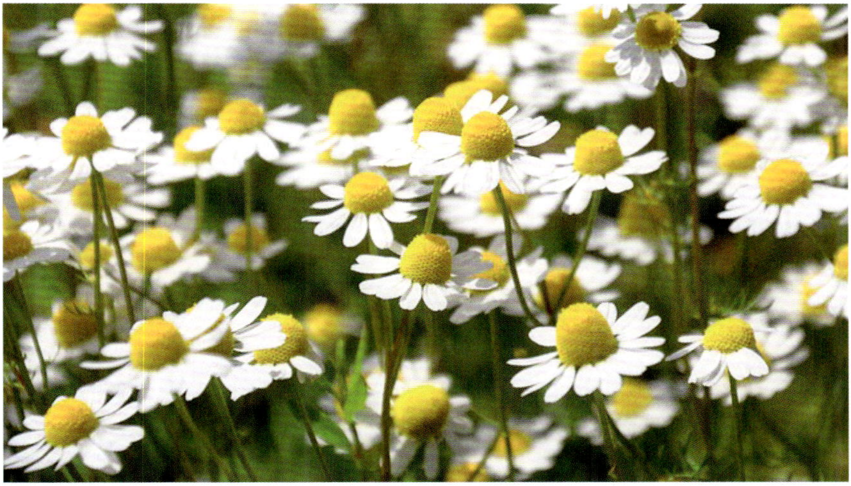

Chamomilla/Kamille

Chamomilla D30 ist ein probates homöopathisches Mittel, um Kindern (sogar in fortgeschrittenem Alter, wenn die Weisheitszähne durchbrechen) Erleichterung zu verschaffen.

Während dieser ersten sieben Jahre wirken die Bildekräfte. Sie gestalten die Organe des Körpers und die zweiten Zähne im Verborgenen. Die Seele macht sich den Leib zum Haus. In dieser Zeit dominiert ein großer Bewegungsdrang das Kind, es lernt sprechen und meistert seine erste Krise, die Trotzphase. Das Sprechen, eine höchst komplizierte Aktion, wird hier erlernt.

Geburt des physischen Leibes

Geburt bis 6./7. Lebensjahr

- Bildekräfte
- Bewegung

Reines Milchgebiss

- Die Seele macht sich den Leib zum Haus
- Trotzphase
- Schlucken, Atmen, Saugen (Stillen)
- Sprechen

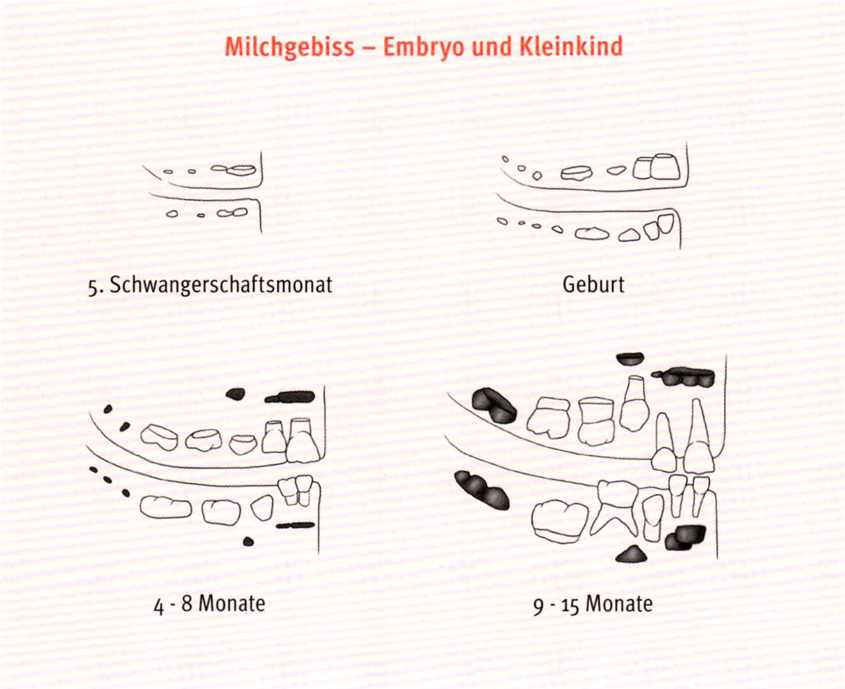

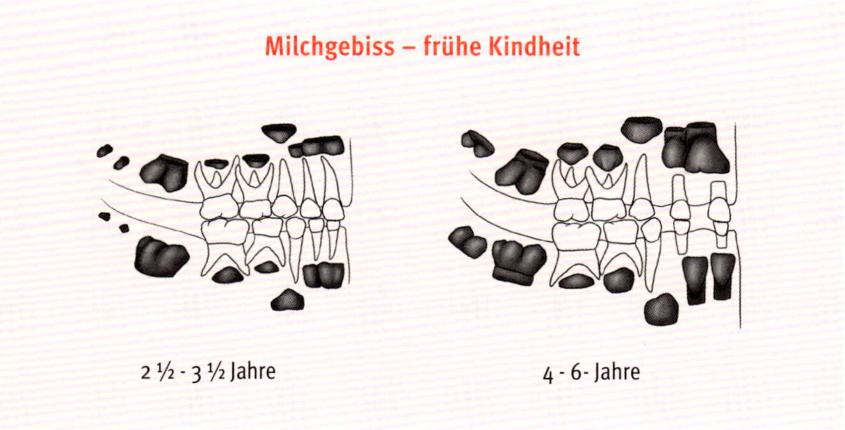

Ablauf des Zahnwechsels bis zur frühen Kindheit

In der obenstehenden Abbildung ist die Chronologie der Zahnentwicklung sehr schön geschildert.

Wechselgebiss – späte Kindheit

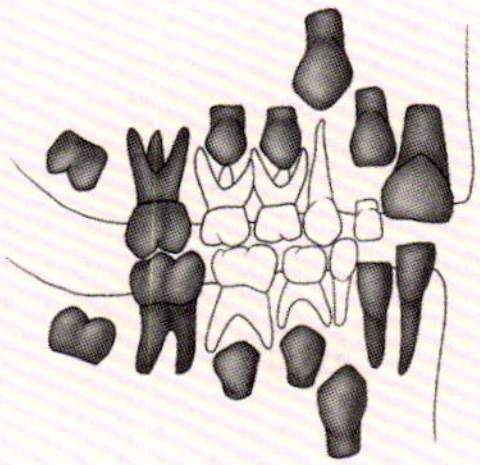

5 - 7 Jahre

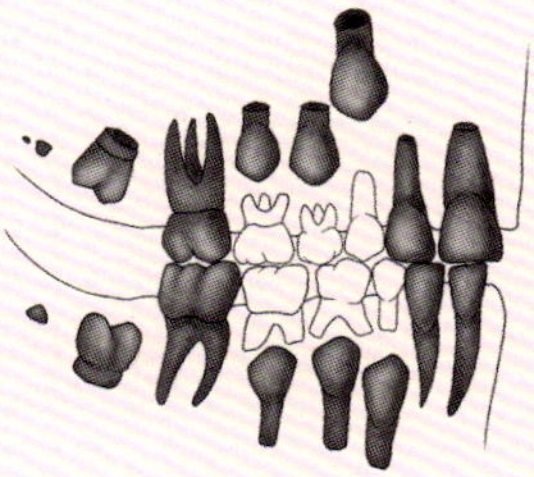

8 - 10 Jahre

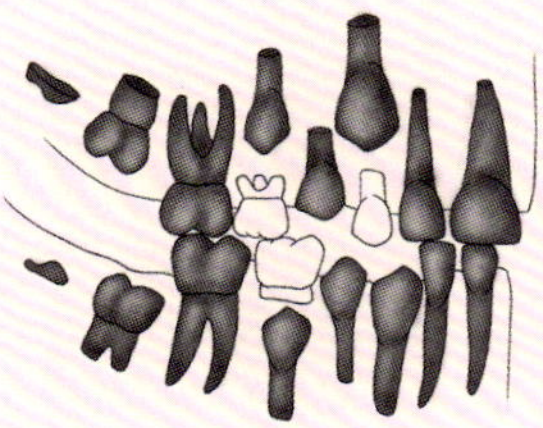

9 - 11 Jahre

Bleibendes Gebiss – Jugend und Erwachsenenalter

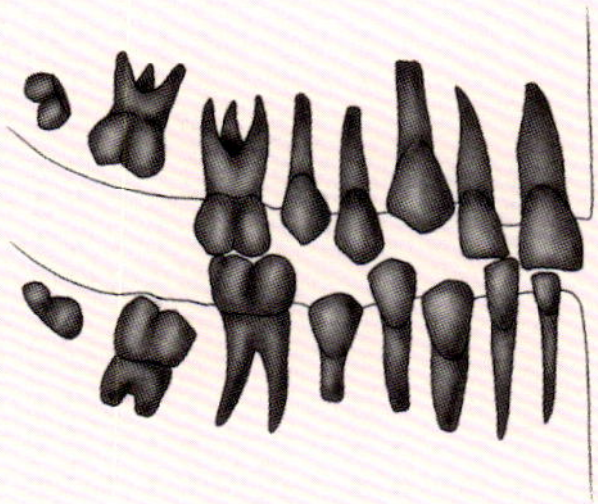

10 - 12 Jahre

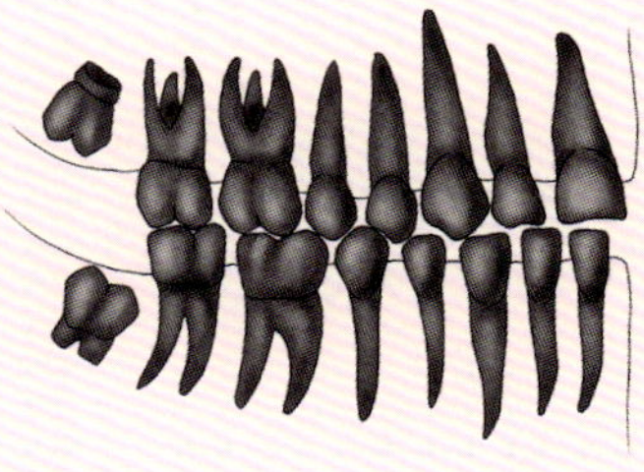

14 ½ - 15 ½ Jahre

Mit der Schulreife und der ersten Wechselgebissperiode werden diese Bildekräfte frei für das Lernen in der Schule. Man erkennt diese am Durchbruch der Zuwachszähne, den ersten bleibenden Molaren, und dem Wechsel der oberen und unteren Schneidezähne.

Geburt des Ätherleibes

6. bis 12. Lebensjahr

- Freiwerdende Bildekräfte des Leibes stehen jetzt dem Lernen zur Verfügung

Wechselgebissperiode

- Feinmotorik entwickelt sich
- Rubicon

Die Feinmotorik entwickelt sich, die Kinder lernen schreiben und basteln. Die nächste anstehende Krise ist hier der Rubicon, die Autoritätskrise im neunten Lebensjahr.

Zwischen dem neunten und dem zwölften Lebensjahr wechseln die Seiten- und Eckzähne.

Vor Beginn der Pubertät etwa mit dem zwölften Lebensjahr erscheinen die zweiten großen Backenzähne. Ab diesem Zeitpunkt ist eine deutliche Veränderung des kindlichen Gesichtes zu bemerken. In meiner Praxis sehe ich das sehr oft dann, wenn die Kinder aus dem Sommerferien zurück und die zweiten Molaren durchgebrochen sind. Ab hier setzt das selbstständige Denken ein. Unverkennbar erscheint dann die nächste Krisenbewältigung, die Pubertät.

Geburt des Astral-/Seelenleibes

12. bis 20. Lebensjahr

- Selbstständiges Denken entwickelt sich

Abschluss Wechselgebissperiode

- Pubertät

Nun tritt eine große Pause ein, 28 Zähne stehen bereit, bis zum Durchbruch eines evtl. angelegten Weisheitszahnes, denn die

Kraft wird nun benötigt, um sich mit der Welt auseinanderzusetzen. Zum Abschluss des dritten Jahrsiebtes, also mit ca. 21 Jahren, setzt dann die sogenannte „Münd“igkeit ein. Interessant, was in diesem Wort steckt, ebenso wie in dem Wort „Weisheit“szahn, finden Sie nicht auch?

Geburt des Ich

21. Lebensjahr	Abschluss Zahnwechsel
• Mündigkeit	• Reife

Mit jeder Pause entsteht auch Raum. Anders als im Tierreich, gewinnt der Mensch hier also Raum für geistige Entwicklung. Ich finde das faszinierend.

Das dabei entstehende Gebissgebilde unterliegt besonderen rhythmischen Phasen mit besonderen Pausen und Krisenzeiten. Ich habe das in folgender Tabelle einmal zusammengestellt und war am Ende selbst überrascht, was dabei herausgekommen ist.

Krisenzeiten/Durchbruch/Pausen

ca. 3. Lebensjahr	Trotzphase	Milchmolar (5er)
Pause		geistige Entwicklung
ca. 6. Lebensjahr	Schulreife	1. Molar (6er)/1. Schneidezahn (1er)
Pause		geistige Entwicklung
ca. 9. Lebensjahr	Rubicon	Eckzähne (3er) /1. Seitenzahn (4er)
ca. 12. Lebensjahr	Vorpubertät	2. Molar (7er)
ca. 14./15. Lebensjahr	Pubertät	
Pause		geistige Entwicklung
ca. 21. Lebensjahr	Mündigkeit	3. Molar (Weisheitszahn)

Schließlich lässt sich behaupten, dass mit jedem Zahn schiebende Momente ins Leben des Menschen kommen, er kommt buchstäblich ins Tun.

„*Wackeln die Zähne wackelt die Seele*“[6] ist nicht nur eine Volksweisheit, es ist auch der Titel eines wunderbaren Buches, von einer Zahnärztin und einer Pädagogin geschrieben. Die Autorinnen beschreiben dabei sehr ausführlich den Zahnwechsel als Ausdruck des Irdischwerdens.

Auch hier kann man eindrücklich erkennen, dass die Entwicklung, die Reifung physischer und geistiger Natur, immer Hand in Hand gehen.

[6] Wackeln die Zähne – wackelt die Seele.
Der Zahnwechsel. Ein Handbuch für Eltern und Erziehende,
Verlag Freies Geistesleben & Urachhaus GmbH, 1. Auflage, 2001

SinnesRAUM

Dass Genuss und Lust miteinander eng in Verbindung stehen, ist zahlreichen Allegorien zu entnehmen, wie zum Beispiel: „*Liebe geht durch den Magen*“ (Anm. des Autors: gemeint ist aber der Mund), „*Zuckerschnute*“ als Kosewort, den „*Gaumen kitzeln*“, „*Gaumenfreuden*“ u. v. a. „*Den Mund nach Lust und Laune vereisen*“ ist ein Werbeslogan für eine Eismaschine. Es ist besonders die Werbung, die die tiefenpsychologische Symbolik der Lippen und der Zunge nutzt, um unsere Kauflust zu steigern. Am Beispiel der Marke Langnese Eis Magnum Temptation wird dies besonders deutlich.

Ein halb geöffneter Mund wirkt einladend, je nachdem wie stark erregend das Bild wirken soll, ist die (feuchte) Zunge zu sehen. Dabei sind die Lippen immer rot, glänzend und füllig, also sinnlich einladend, würden wir sagen.

Dass das so ist, haben wir einer weiteren Besonderheit zu verdanken, nämlich der Tatsache, dass wir im Mund und besonders in der Zunge nicht nur afferente (vom Organ zum ZNS) und efferente (vom Gehirn zum Organ) Nervenfasern finden, sondern auch alle Qualitäten der Innervation: motorisch, sensibel, und sensorisch.

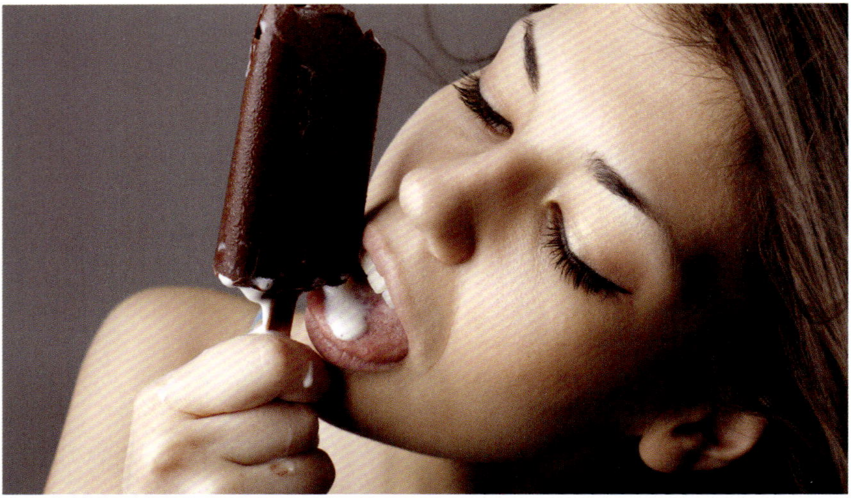

Von zwölf Hirnnerven sind alleine fünf (!) am Sprechen beteiligt:

- N. Trigeminus (V) für Kieferbewegungen, teilw. Kontrolle des Velum (Gaumensegel)
- N. Facialis (VII) für Mund- und Wangenmotorik; Mimik
- N. Glossopharyngeus (IX) für die Innervation des pharyngalen (Rachen-)Raumes, Heben des Kehlkopfes, Innervation des Velum (Gaumensegel)
- N. Vagus (X) für die Kontrolle der Gaumen- (mit Trigeminus), Rachen- (mit Glossopharyngeus) und laryngealen (Kehlkopf-) Muskulatur, Innervation des Velum
- N. Hypoglossus (XII) kontrolliert sämtliche Zungenbewegungen; ist außerdem an der Phonation beteiligt

Unsere Zunge ist nicht nur ein unglaublich starker Muskel, der in Wirklichkeit aus neun (!) verschiedenen Muskeln besteht, sondern auch ein Sinnesorgan (chemisches Sinnesorgan wie der Geruchssinn). Sie wissen, dass wir mindestens vier Geschmacksqualitäten unterscheiden können, die alle auf der Zungenoberfläche durch die verschiedenen Geschmacksknospen definiert sind. Keiner unserer Sinne (hören, sehen, tasten, schmecken, riechen) ist so an die Lust gekoppelt wie der Geschmack.

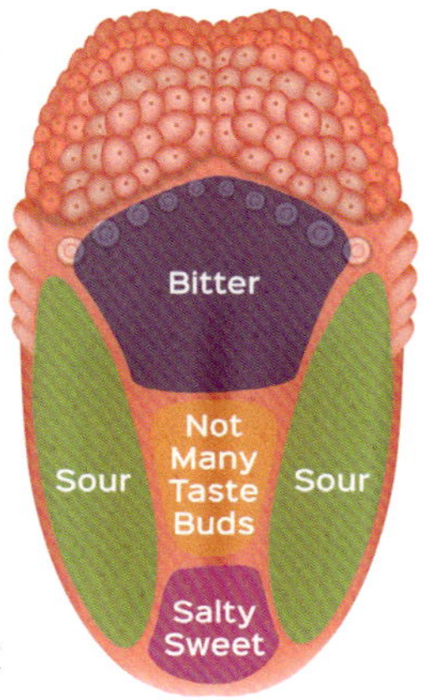

Geschmackszonen der Zunge

Niemand von Ihnen wird bestreiten, dass der Mund einer unserer wichtigsten Sinnesräume ist. Dass unsere beiden Lustzentren (salopp gesagt: oben und unten) miteinander gekoppelt sind, hat entwicklungsgeschichtliche Gründe (die Hypophyse, eng mit dem Hypothalamus in Verbindung stehend, geht embryonal aus dem ektodermalen Bereich des Gaumendaches hervor). Ob zwischen beiden ein Zusammenhang besteht über das Lenker- und das Konzeptionsgefäß, wiederum zwei Energiebahnen, die laut TCM, den unteren Mund über die Körpervorderseite mit dem Genitale verbinden und den oberen Mund über die Körperrückseite mit dem Anus, mag ich nicht behaupten. Denkbar wäre es.

Im Übrigen bleibt uns dieses orale Lustzentrum ein Leben lang erhalten, im Gegensatz zu dem im unteren Beckenraum befindlichen.

Dr. Ingvo Broich sagt: „*Der Mund ist der Schließmuskel der Seele. Er ist der Austragungsort psychosomatischer Spannungen.*“[7] Eine herausgestreckte Zunge kann sowohl Ekel als auch Lust ausdrücken, beides zeugt von sehr starken Emotionen.

[7] Dr. I. Broich, mündl. Äußerung im Kurs: Kieferfehlstellungen-Sprache-Körpersprache-Grundfunktionen mit Spiel und Bewegung. BNZ Fortbildungsakademie, Köln, 2012

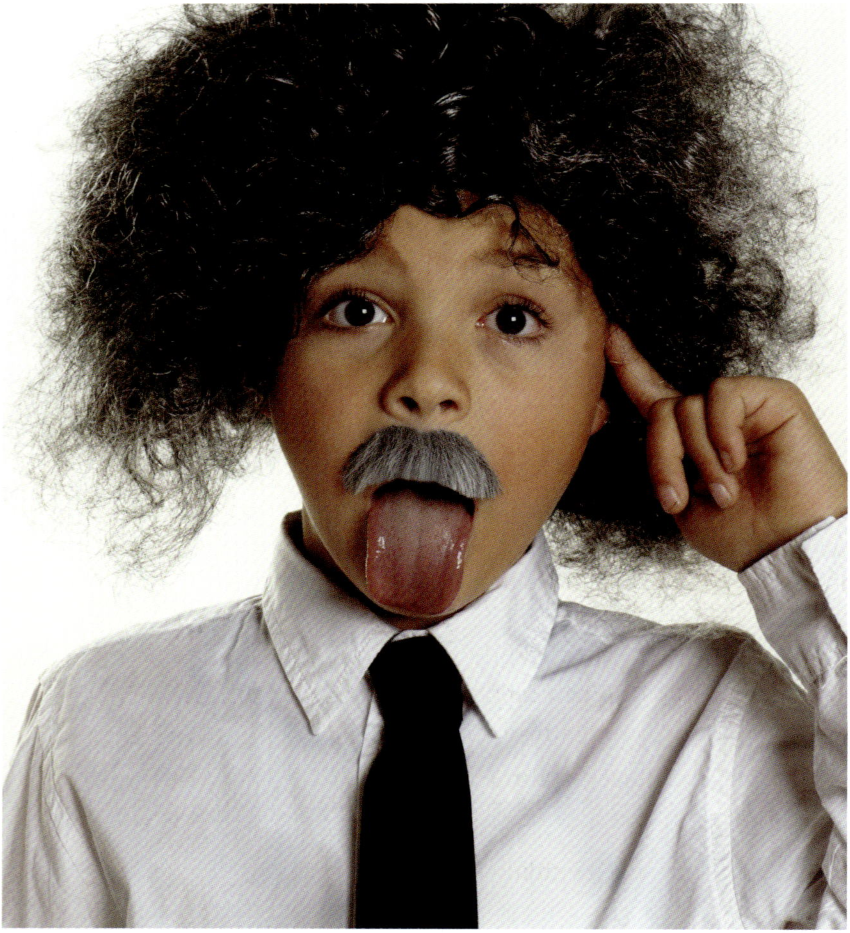

Das Bild der berühmtesten Zunge der Welt entstand 1951 am 72. Geburtstag von Albert Einstein. Ein Mann dieses Formates konnte es sich leisten „ätsch“ zu machen, weil er nicht fotografiert werden wollte. Später aber hat er dieses Bild so sehr geliebt, dass er es selbst zu seinem Markenzeichen machte. Sie sehen also, wie stark die Zunge auch in die Mimik einbezogen ist und welche Ausdruckskraft in ihr liegt. Und auch die Rockgruppe *The Rolling Stones* mit Mick Jagger hat dessen herausgestreckte Zunge zu ihrem Markenzeichen erkoren.

Dr. Ingvo Broich, Zahnarzt und Logopäde, bezeichnet die Zunge als ein Organ der Empfindungen, dem im psychischen Bereich eine ausgesprochene Sinnesfreudigkeit und Empfindungsfülle entspricht. Jeder kennt die Analogien: *„das Herz auf der Zunge tragen"*, *„mit Engelszungen reden"*, *„mit gespaltener Zunge"* oder *„mit scharfer Zunge reden"*. In der traditionell chinesischen Medizin (TCM) ist das Herz mit der Zunge und der Freude verbunden. Und bei J. S. Bach heißt es im Weihnachtsoratorium Teil II Arie Nr. 19: *„...Labe die Brust, empfinde die Lust, wo wir unser Herz erfreuen!"*

Die Funktion der Zunge besteht also

1. in der Nahrungsaufnahme,
2. dem Nahrungstransport,
3. der mechanischen Zerkleinerung und Durchmischung der Nahrung,
4. der Geschmackswahrnehmung,
5. der Artikulation,
6. der mimischen Funktion,
7. im Lusterleben,
8. und als Tastorgan.

Daraus können Sie ersehen: wir haben also, salopp formuliert, das volle Programm im Mund.

Schon am Anfang unserer Entwicklung dreht sich alles um den Mund. Unsere ersten lustvollen Kontakte haben wir bereits direkt nach der Geburt, wenn wir, an der Mutterbrust angelegt, den Mund als erste Lustquelle erfahren. Hier noch reflexartig gesteuert, ernähren wir unseren Leib und unsere Seele durch das wohlig warme Gefühl von Geborgenheit mit der Süße der

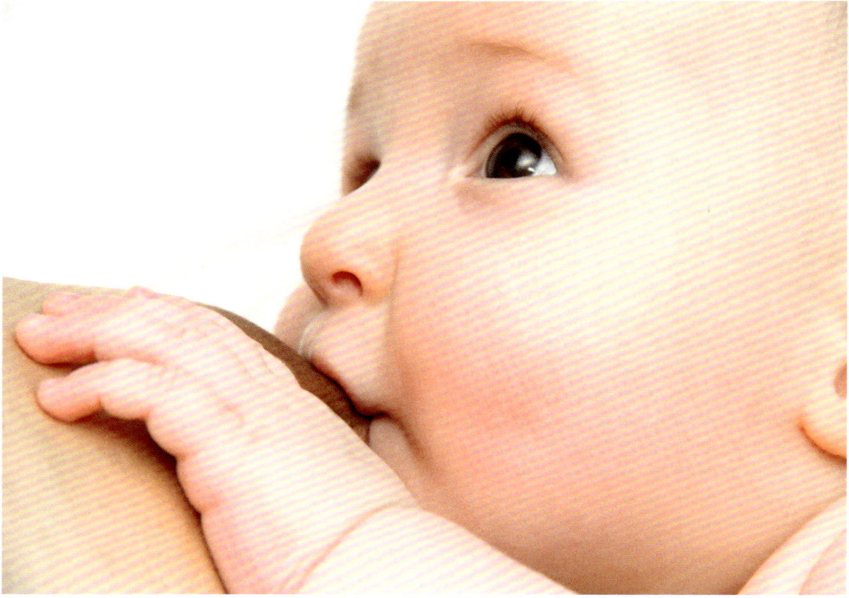

Muttermilch und der Liebe der Mutter. Dem Neugeborenen ist lediglich der süße Geschmack sympathisch, es besitzt die Geschmacksknospen noch im ganzen Mundraum. Dieser Raum wird während des Stillens mit warmer, weicher Mutterbrust und Muttermilch ausgefüllt.

Der Säugling empfindet sich, sein Ich, im Mund. Er empfindet ein durch und durch also ganzheitlich „lustvolles" Gefühl der Behaglichkeit. Mit diesem Bewusstsein der Lustfülle inkarniert er sozusagen sein Ich über den Mundraum. Das heißt, er fühlt die von außen kommende Nahrung im ganzen Mund und verbindet sich so mit der Welt während der sechs- bis zwölfmonatigen Zeit des Stillens. Die Glückseligkeit der totalen Hingabe und des Genusses ist dem Säugling im Gesicht anzusehen.

Während die Lust auf Saures und Salziges mit dem Erscheinen der Milchzähne in Zusammenhang steht, wird der Bittergeschmack als letzter mit der Pubertät als begehrenswert

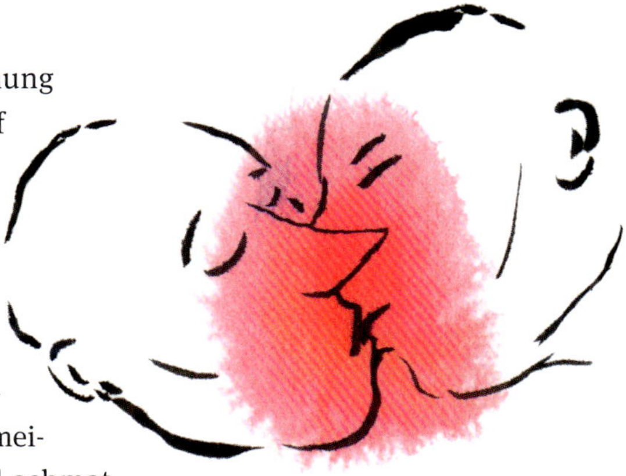

empfunden (siehe Anordnung der Geschmackszellen auf der Zunge: süß – Spitze, sauer/salzig – Rand, bitter – Grund). Bewußt-Sein und Lust heißt sich ganz und gar empfinden. Ich werde niemals vergessen, wie eines meiner Kinder bereits lustvoll schmatzend auf die Welt gekommen ist. Bis heute isst dieses Kind, jetzt inzwischen erwachsen, leidenschaftlich gern.

Kennen Sie den Film *„Chocolat – ein kleiner Biss genügt“*? Ein überaus sinnlicher Film über verborgene Gelüste und himmlische Verführungen. Eingepackt in eine Liebesgeschichte, ist es der Zauber des Süßen, der selbst streng dogmatische Verbote aufzubrechen vermag.

Der Wert eines guten Essens wird durch ein süßes Dessert abgerundet. Fühlen wir uns schwach, ausgelaugt, depressiv gar oder haben Liebeskummer, so greifen wir nach Süßem. Sehnsucht wird im Mund gestillt. Das zeigen vor allem die vielfältigen Süchte, die durch den Mund wandern und vermeintlich dort gestillt werden: Allem voran die Süßigkeitensucht, Zigarettensucht, Alkoholsucht. Aber Süßes wird auch häufig eingesetzt als Belohnung, Dank, Trost, Erziehungsmittel, Erpressungs- und Bestechungsmittel, Beruhigungsmittel, Lockmittel, um sich Liebe zu kaufen, Problemlöser u. v. a. mehr. Auch die vielen Feiertage wie Weihnachten, Advent, Ostern, Karneval, Muttertag, Valentinstag, Geburtstag etc. wären ohne Süßigkeiten undenkbar. An diesen Feiertagen haben Süßigkeiten Hochsaison.

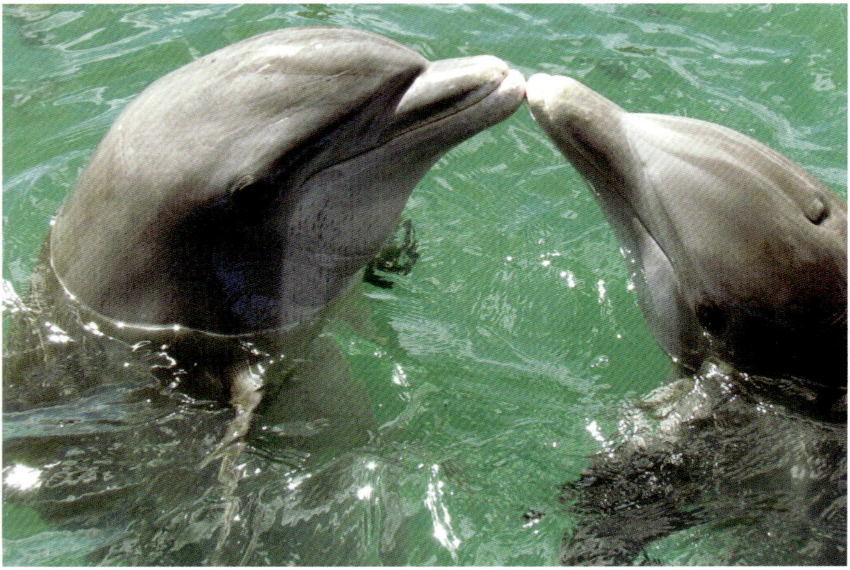

Die Umkehrung dessen ist die Anorexie, der die Lust völlig abgeht. Essen, schon gar nicht genussvoll, ist kaum möglich. Es wird sogar als ekelerregend empfunden, man kämpft einen Kampf gegen den eigenen Körper und damit gegen sich selbst. Diese Menschen können auch keine oder kaum sexuelle Lust empfinden (beachten Sie hier wieder die Kopplung der beiden Lustzentren), wenig oder keine Empathie, sie sind in der Regel gefühlskalt oder -arm. Sie lassen SICH hungern, seelisch wie körperlich.

Wir lieben und hassen mit dem Mund, mit dem wir eben auch essen. Wir beißen uns durch oder wir beißen uns fest, wir kauen an einem Thema. Die *„Lippen sind versiegelt“* oder *„der Mund ist verbissen“*.

Eines der schönsten Dinge neben dem (genuss- und lustvollen) Essen, die wir mit dem Mund anstellen können, ist der Kuss. Einige Fakten, die Sie erstaunen werden, sind bei einem zehnsekündigen Kuss, dass 300 bis 22.000 oder 40.000 (die Angaben variieren) Bakterien und Viren ausgetauscht werden. Trotzdem stärkt häufiges Küssen das Immunsystem,

- das Glückshormon Serotonin ausgeschüttet wird,
- 29 Gesichtsmuskeln aktiviert werden,
- die Körpertemperatur um 0,5 C steigt,
- der Blutdruck steigt,
- die Herzfrequenz auf ca 150 Schläge pro min. steigt,
- Adrenalin ausgeschüttet wird,
- Insulin aus der Bauchspeicheldrüse ausgeschüttet wird,
- die Haut um 30 Prozent besser durchblutet wird,
- die Lippen mit einem Druck von zwei Pfund aufeinanderdrücken,
- 92 Prozent der Frauen die Augen schließen,
- aber nur 52 Prozent der Männer.
- Wir küssen ca. 300.000-mal während unseres Lebens.

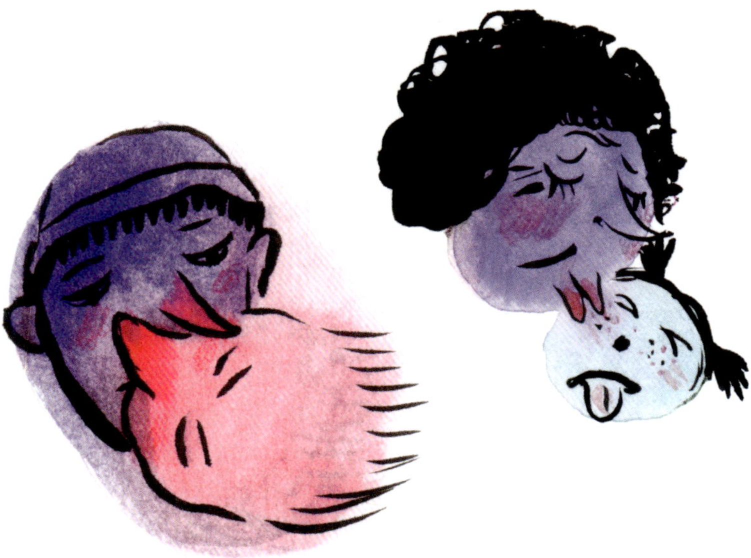

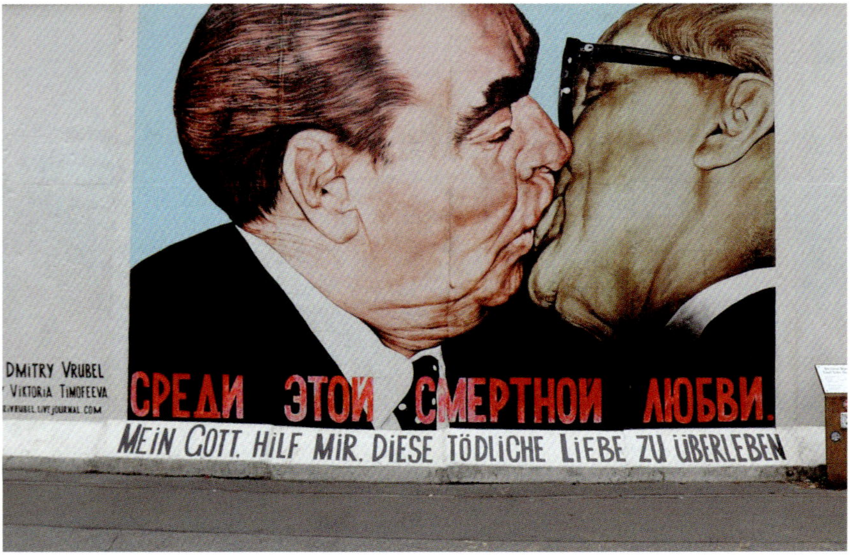
DMITRY VRUBEL
VIKTORIA TIMOFEEVA
СРЕДИ ЭТОЙ СМЕРТНОЙ ЛЮБВИ.
MEIN GOTT. HILF MIR. DIESE TÖDLICHE LIEBE ZU ÜBERLEBEN

Ein Kuss sagt mehr als tausend Worte. Der Kuss ist ein uraltes Ritual der Nähe, bei dem zwei in diesem Moment gleichberechtigte Menschen zur gleichen Zeit Geben und Nehmen. So ging Platon davon aus, dass sich während eines Kusses von Mund zu Mund die Seelen berühren und miteinander vermischen. Wir kennen vielfältige Küsse wie den Begrüßungskuss, den Abschiedskuss, den Bruderkuss (Breschniew und Honnecker), den Judas-Kuss, den Gute-Nacht-Kuss, berühmte Filmküsse (wie z. B. in „Casablanca“ zwischen H. Bogart und I. Bergmann) den Vampirkuss, den Handkuss und natürlich den Liebeskuss. Auch im Märchen spielt der Kuss eine entscheidende Rolle (Die Prinzessin muss einen Frosch küssen, um einen Prinzen zu ergattern, Schneewittchen wird wachgeküsst usw.).

Bezeichnenderweise besiegelt ein Kuss nach der kirchlichen Zeremonie der Ehe das Versprechen und den Bund derselben. Welche Bedeutung wir unserem ersten Kuss beimessen, wissen wir, denn wir erinnern uns alle an unseren ersten Kuss, den Ort, den Mann/die Frau, die Zeit, die Umstände und den Geschmack.

Prof. Dr. T. Fritsch schreibt zu dem Thema: *„Küssen ist menschlich“*

„Nur der homo sapiens küsst und genießt es. Die Münder aneinanderzupressen, ist eine absolut menschliche Eigenheit und ein wichtiges Element der Kommunikation! Schon der erste Kuss kann zeigen, ob die Chance auf eine längere Beziehung besteht.

Beim Küssen werden nicht nur Keime ausgetauscht – was in manchen Fällen sicher ungesund ist –, sondern man überträgt auch viele Informationen, nicht zuletzt mittels des Speichels. Wichtiges Kriterium ist der Gesundheitszustand des anderen und ob dessen Gene in Kombination mit den eigenen zur Zeugung von potenziell gesundem Nachwuchs taugen könnten. Dieser ‚Datenabgleich‘ ist aber nicht alles. Das Belohnungshormon Dopamin ist dafür verantwortlich, dass uns Menschen Küssen Spaß macht und guttut. Auch das ‚Kuschelhormon‘ Oxytocin wird ausgetauscht, wobei die Frau die Gebende ist. Diese menschliche Eigenart katapultiert uns zurück zu den archaischen Bezügen unseres Körpers. Es zeigt uns – im Gegensatz zu anderen Säugetierarten – welch wichtige und zentrale Stellung die Mundhöhle im Laufe der Evolution für uns Menschen eingenommen hat. Diese Schlüsselstellung zieht sich wie ein roter Faden durch unser Leben. Lippen und Zunge sind mit dem gleichen Typ Gewebe bedeckt wie die Genitalien. Sie nehmen in der sexuellen Empfindung und Interaktion also eine ganz ursprüngliche Rolle ein.“[8]

[8] Prof.Dr. T. Fritsch, Der Mund als Ort der Heilung,
Die revolutionäre NAM-ZahnHeilkunde:
Akute und chronische Erkrankungen ganzheitlich behandeln,
IRISIANA, 1. Auflage 2016

Eine weitere Besonderheit hat Prof. Dr. Dr. W. Balters (1893-1973), der Vater der ganzheitlichen Kieferorthopädie, zusammengetragen. Er unterscheidet insgesamt 30 (!) verschiedene Bewegungsreflexe im Mundraum, angefangen vom oralen Greifreflex (Hinwendung des Kopfes nach der Berührungsseite) bis zu den Speicheldrüsenreflexen, die sich allerdings bis ins Erwachsenenalter weitgehend wieder verlieren.

Dass gerade in diesem hochsensiblen Mundraum auch viele negative Erlebnisse stecken können, Traumata, möchte ich an dieser Stelle nur erwähnen. Fast alle Patienten wissen etwas darüber zu berichten.

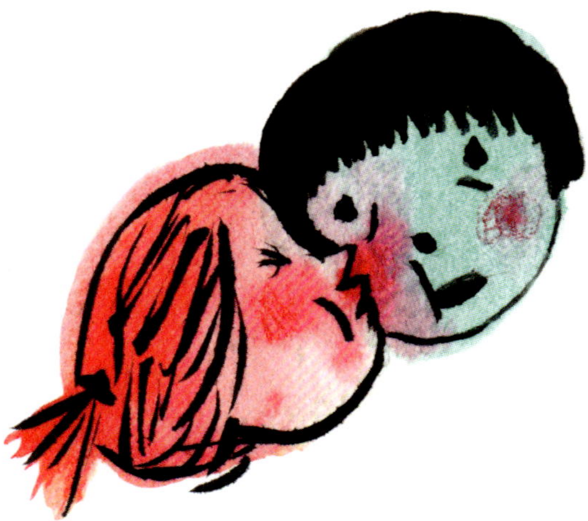

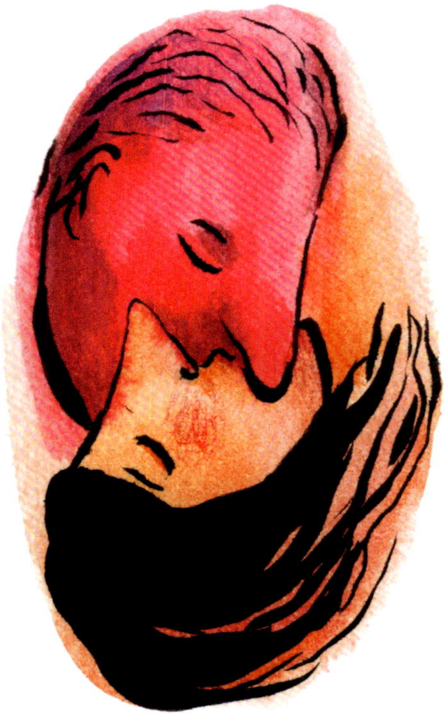

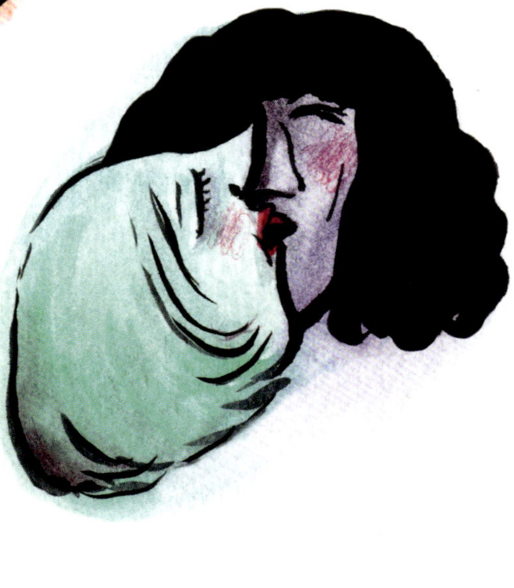

Biss in Balance

Statik und Funktion

Was kann man sich eigentlich vorstellen unter einer Bissbalance? In der Regel weiß ja jeder, um was es geht bei der Balance: den Ausgleich zweier Kräfte, also die Gleichverteilung, das Gleichgewicht, die Waage, die Mitte, die Harmonie. Der Begriff Balance begegnet uns heutzutage fast täglich in verschiedenen Bereichen, so auch der Begriff der Ganzheitlichkeit. Ich möchte aber nicht ins Philosophieren geraten. Wenn ich den Begriff der Balance auf den Mund bzw das Gebiss übertrage, dann sind da also immer mindestens zwei Komponenten, die sich Waage halten sollten: Oberkiefer/Unterkiefer, Statik/Funktion, Muskelanspannung/Muskelentspannung.

Wie Sie wissen, besitzen wir einen Oberkiefer (Hufeisenform in Aufsicht) und einen Unterkiefer (Parabelform in Aufsicht) jeweils mit 14 oder 16 Zähnen ausgestattet, je nachdem, ob die Weisheitszähne vorhanden sind oder nicht.

Das muss so sein, weil der Oberkiefer, das Geistige repräsentierend, den Unterkiefer, das Tätige repräsentierend, umgreift. Alles andere zöge eine Funktionsstörung nach sich, die schmerzhafte Auswirkungen auf das Wohlbefinden des gesamten Körpers

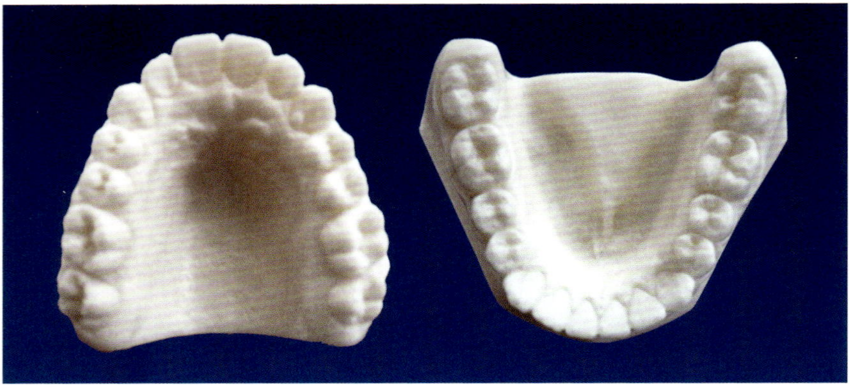

Oberkiefer *Unterkiefer*

haben kann. Wenn man zubeißt, also Oberkiefer und Unterkiefer sich verzahnen, dann sollten sich beide in maximaler Interkuspidation, so der Terminus technicus für Verzahnung, berühren. Bedingt durch die besonderen Formen der verschiedenen Zahntypen (Schneide-, Eck-, Seiten- und Mahlzähne) ergibt sich ein bestimmtes Berührungsbild, das vornehmlich aus Punkten besteht.

Verbindet man die Punkte miteinander, entsteht eine sogenannte Okklusionsebene oder Kauebene. Idealerweise sollte diese Ebene horizontal verlaufen und z. B. der Höcker eines oberen Backenzahnes in die Grube des unteren Backenzahnes greifen. Dieses Prinzip der dynamischen und überaus stabilen Dreipunktabstützung wird von der Natur favorisiert, weil es die auftreffenden Kräfte optimal auf die zugehörigen Strukturen wie Zahnhalteapparat mit Knochen und Bändern und Muskeln mit dem Fasziensystem überträgt. Das bedeutet, die Kraftleitung, von der Kauebene ausgehend, kann belastend für die umliegenden Strukturen und damit den gesamten Körper sein, wenn die Kräfteverteilung disharmonisch ist.

Die folgende Grafik zeigt deutlich, wie unharmonisch die Kräfte weitergeleitet werden, wenn die Kauebene schief ist.

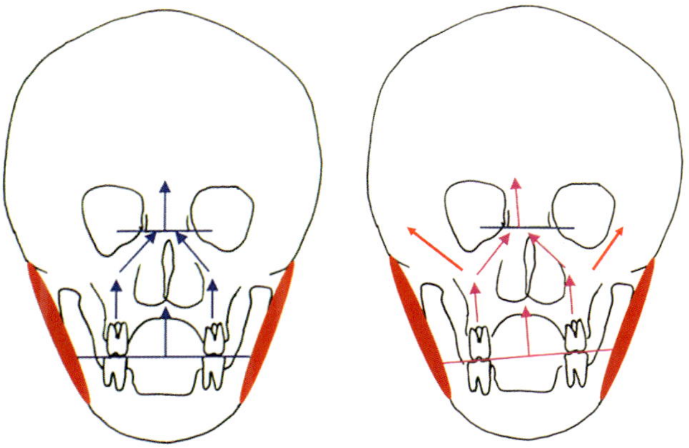

Günstig gerade (links) und ungünstig schiefe Kauebene

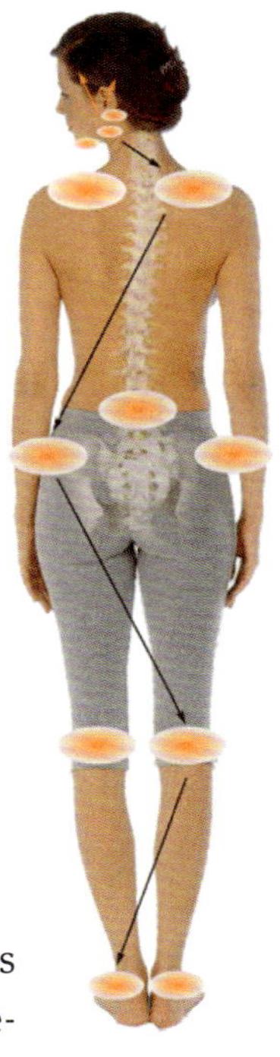

Schmerzbereiche

In der Abbildung rechts erkennt man die Auswirkung auf das gesamte Körpersystem. So können z. B. Skoliosen (Wirbelsäulenverkrümmungen) entstehen. Der Körper mit Wirbelsäule und den verschiedenen Strukturen muss sich ausbalancieren und umgestalten, um nicht umzufallen. Die neuralgischen Punkte, die sich besonders gerne schmerzhaft zeigen, sind u. a. die Schläfen mit Kopfschmerzen und Gesichtsschmerzen, Sehstörungen, Kiefergelenksschmerzen mit und ohne Tinnitus, Schulterprobleme, Rückenschmerzen aller Art, Hüftschiefstände und -rotationen, Knieschmerzen, Gelenkschmerzen allgemein, Fußproblematiken.

Dabei zeigt sich auch und besonders, dass wir alles andere als statische Wesen sind. Denn auch in Ruheposition ist unser Körper immer in Bewegung. Unser gesamtes System schwingt nämlich in verschiedenen Rhythmen und verschiedenen Ebenen wie dem Cranio-Sacral-Rhythmus, dem Rhythmus des Herzschlages, dem Atemrhythmus u. a.

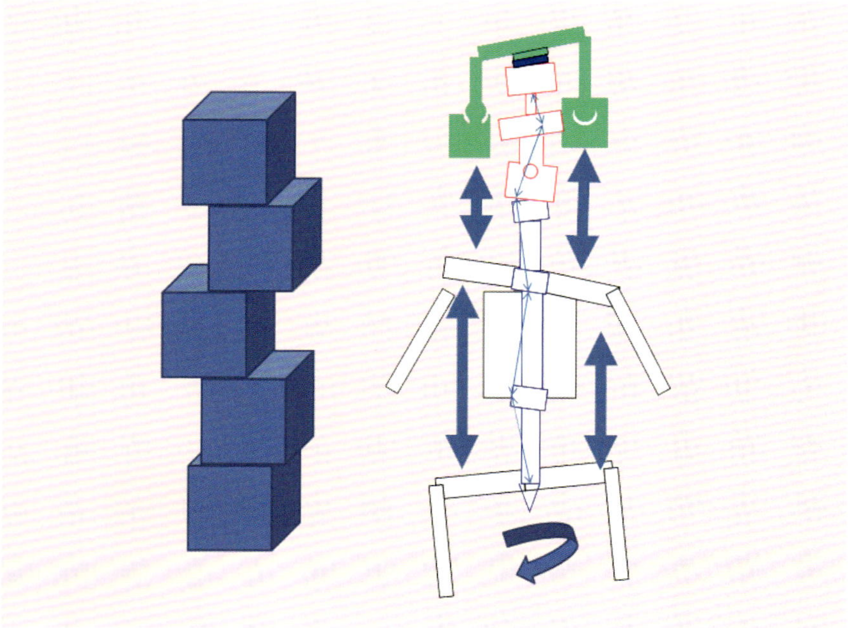

Disharmonische Kraftleitung im Körper

Ist unser Mund geschlossen, dann schwebt der Unterkiefer förmlich allein durch Muskeln, Bänder und Faszien gehalten. Die Zähne berühren sich dabei nicht. Die Kiefergelenke sind entlastet. Darum nennt man diesen Zustand auch Ruheschwebelage. Der Abstand zwischen den Zähnen beträgt dabei ca. 2 bis 4 mm je nach Muskeltonus. Um sich diese Ruheschwebe bewusst zu machen, summen Sie doch einmal das „M". Von diesem Normalzustand des Unterkiefers gehen alle Bewegungen aus.

Wenn ich konstatiere, dass es die Statik eigentlich gar nicht gibt, dann stellt sich die Frage nach den Funktionen.

Ohne diese wären wir nämlich nicht lebensfähig. Denn Mundfunktionen sind im Wesentlichen Grundfunktionen unseres Körpers teilweise sogar Primärfunktionen:

Saugen, Schlucken, Atmen, Kauen, Artikulieren, Tasten/Fühlen

Primärfunktionen

Alle Eltern unter Ihnen und besonders die Mütter, die ihre Kinder stillen konnten, wissen, dass der Säugling saugen, schlucken und atmen zugleich kann. Könnte er das nicht, wäre er ohne die moderne Medizin nicht überlebensfähig. Dass beim Stillvorgang nicht nur die intensive Bindung zur Mutter und die Ich-Inkarnation vonstatten geht, habe ich bereits im Kapitel Entwicklung beschrieben. Saugen, schlucken und atmen gleichzeitig setzt ein sehr gut koordiniertes Zusammenspiel der (über 40!) Muskelfunktionen voraus.

Mundfunktionen sind Primärfunktionen

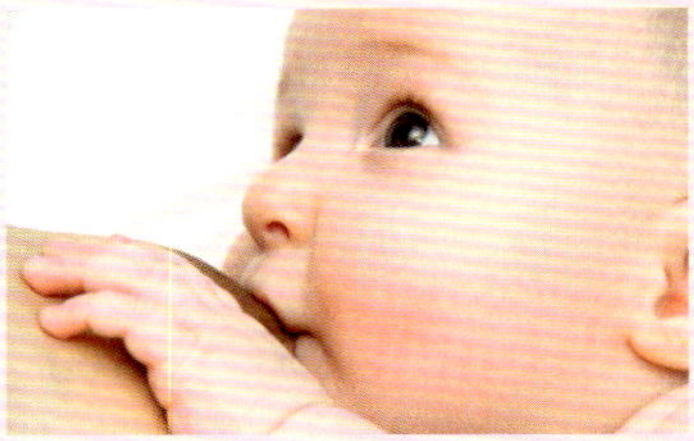

- **Saugen**
- **Schlucken**
- **Atmen**
- Kauen
- Artikulieren
- Tasten/Fühlen

Pathogenetische „Teufelskreise“

- Mundatmung ············ Haltung
- Haltung ············ Kieferentwicklung
- Mundatmung ············ Zungenfehlfunktion
- Übergroße Rachenmandeln ············ Zungenfehlfunktion
- Zungenfehlfunktion ············ Sprechstörung
- Zungenfehlfunktion ············ Kieferentwicklung
- Kieferfehlentwicklung ············ Sprechstörung
- Chron. Hohe Muskelspannung ············ Chron. Gelenkdepression
- Gelenkfehlbelastung ············ Gelenkverformung

„Durch die heftigen Saugbewegungen – es ist immer ein Saugen mit dem ganzen Körper, den Schwimmbewegungen durchaus ähnlich – kommt es zum Kräfteausgleich der ventralen (vorderen, bauchwärts, Anm. d. Autors) und dorsalen (hinteren, rückenwärts, Anm. d. Autors) Halsmuskulatur, wodurch sich der Unterkiefer nach vorne entwickelt, Kopf und Hals aufgerichtet werden.“ [9]

Kommt es zu Störungen dieser grundlegenden Funktion, aus welchen Gründen auch immer, dann kann sich das in falschem Schluckmuster zeigen, sabbern, häufiges Verschlucken, Sprechstörung, feuchte Aussprache, Mundatmung u. v. a.

In der Tabelle oben sehen Sie pathogenetische Teufelskreise, das eine nimmt schlechten Einfluss auf das andere usw. All diese Störungen haben wiederum Einfluss auf die Körperhaltung und -form.

[9] Dr. I. Broich, Sprache – Körpersprache – Grundfunktionen, 2. Auflage, 2009, Centaurus Verlag Freiburg

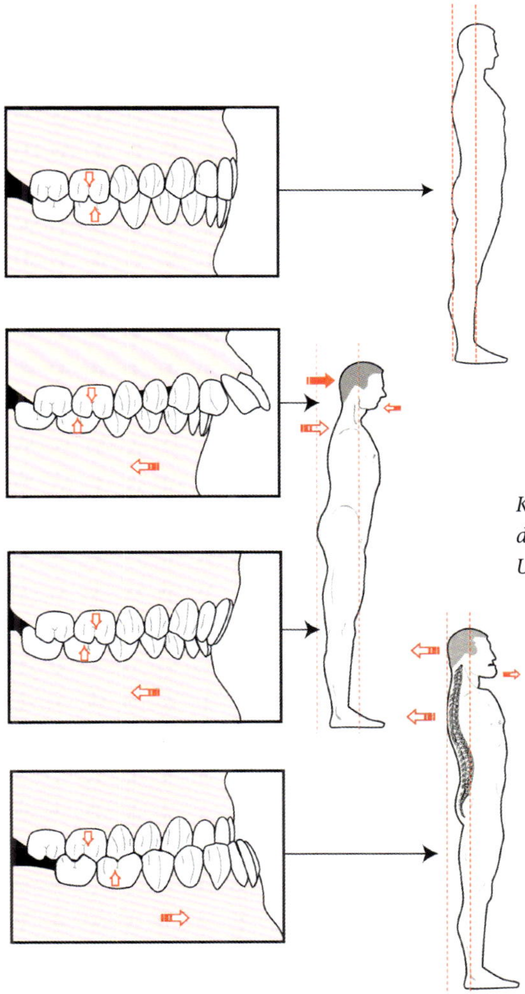

Körperhaltung bedingt durch die Stellung des Unterkiefers

Atmung, Ernährung und Bewegung hängen unmittelbar zusammen und beeinflussen sich gegenseitig. Weil Mundatmung flache Atmung ist, begünstigt diese eine schwache Atemmuskulatur, die wiederum zu schlechter Köperhaltung führt (z. B. Rundrücken). Tiefe Bauchatmung zu üben, ist hier ein erster Schritt in die richtige Richtung.

Die Entwicklung der Form wird beeinflusst durch die (Fehl-) Funktion. „Form follows function, but no function without form" ist eine unter Therapeuten recht bekannte Aussage. Soll heißen: Ohne Funktion gibt es keine Formbildung. Alles beeinflusst alles und ausreichend und gut geführte Bewegung fördert gute Entwicklung. Daraus folgt: *„Stetes Schlucken formt den Gaumen und arme, also schlechte, Schlucker sind oft auch schlechte Sprecher"*[10], pflegte mein Lehrer Dr. H. v. Treuenfels zu sagen. Formen sind also stetig im Wandel und durch äußere Reize induziert, sie sind abhängig von der Art der Bewegung, den Rhythmen, der Temperatur und vielen anderen Parametern. An diesem Beispiel ist das ganz leicht zu verstehen: Ein Kind, das im Rollstuhl „aufwächst", wird nicht den muskulösen Körperbau eines gleichaltrigen bewegungsfähigen Kindes haben können. Muskeln, die nicht benutzt werden, entwickeln sich nur kümmerlich oder atrophieren. Formen sind also Ausdruck von Energie und Ausdruck einer Leistung. In der Gestaltpsychologie sagt man, die Gestalt sei Ausdruck der Seele ... und „jeder Gedanke will Wirklichkeit werden". Vor der Entstehung war der Gedanke und „am Anfang stand das Wort". Alles Sein ist der Gedanke Gottes, so entstammt es unserer christlichen Philosophie.

[10] Dr. H. v. Treuenfels im Kurs *Systemische Funktionskieferorthopädie*, 2009, Herne

Kauen

Vor dem Kauen haben wir bereits in das Brötchen gebissen, ein Stück mithilfe der Schneidezähne aus selbigem herausgeschnitten. Während der nun folgenden Mahlzeit sollte der Bissen mit den dafür vorgesehenen Mahlzähnen ca. 30-mal zermahlen werden. Eine Mahlzeit braucht eben Zeit.

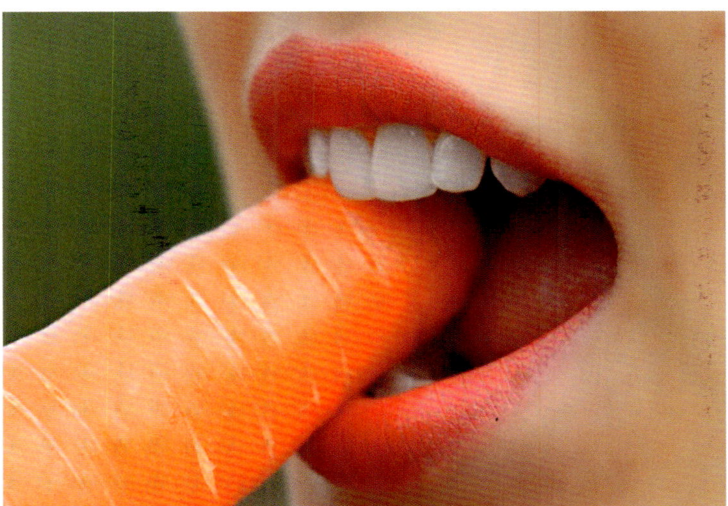

Dazu ein Gedicht:

Mahlzeit

Mahlzeit!
Mal Zeit
Mahl mal
Mahl mal Zeit
Mahle mal Mahle mal Malte mal Zeit!!
Maahlzeit
Mahlzt!

Maaahlende Zeit
Zzzzzzzzzzeihhhht
Zeit Zeit Zeit Zeit Zeit Zeit Zeit Zeit Zeit

Zeitmahler
Zeitige Mahler
Zeitig mahlen
Zeitige Mahler mahlen zeitig Zeit
Zeitig mahlen zeitige Mahler Zeit
Zeit mahlen zeitig zeitige Mahler
Zeitige Mahler zermahlen
Zeitige Mahler zermahlen zeitig Zeit zu Zeiten
Zu Zeiten zermahlen zeitige Mahler zeitig Zeit
Zu Zeiten zermahlen zeitige Mahler zeitig Mahlzeit
Mahlzeit

Axel Müller[11]

[11] Aus Dr. I. Broich, Sprache – Körpersprache – Grundfunktionen, 2. Auflage, Centaurus Verlag Freiburg 2009

Dabei wird der Speisebrei eingespeichelt, sodass er flutschig und glitschig hinuntergeschluckt werden kann. Der Speichel stellt Enzyme bereit, die das Gekaute bereits in der Mundhöhle andauen. Klingt nicht gerade sehr appetitlich, ist aber für die Bekömmlichkeit unserer Nahrung von großer Wichtigkeit. Wenn wir das Essen jetzt auch noch genießen und schmecken könnten, hätte es einen höheren Wert als nur den der Sättigung. *„Wer nicht genießt, ist ungenießbar“*, sagt Konstantin Wecker.

Hier sind als Funktionsstörung zum Beispiel das Schmatzen zu nennen, Kauen mit offenem Mund, häufiges Verschlucken u. a. Dass dies nicht nur unschön aussieht und nicht der Etikette entspricht, ist dem Magen-Darm-Trakt herzlich egal. Wenn die Speisebrocken zu groß und unangedaut dorthin gelangen, folgen Magenschmerzen, Völlegefühl, Aufstoßen, evtl. sogar Sodbrennen. Die Nahrung kann nicht vollständig aufgeschlossen werden. Es heißt ja nicht umsonst: *„Gut gekaut ist halb verdaut“*. Auf anderer Ebene ist es so, wenn wir unsere Probleme und Konflikte runterschlucken, ohne sie zu bewegen (zu kauen), kann auch das Magenschmerzen verursachen. Man „kaut“ also durchaus auch *„an einem Problem“*. Und man *„hat Biss“*, wenn man sich deutlich durchsetzt und seine Probleme zu lösen im Stande ist.

Dr. v. Treuenfels empfiehlt die Möhren-Meditation: *„Nehmen Sie sich eine schöne Möhre und setzen Sie sich damit bequem an Ihren Esstisch. Beißen Sie nun ein Stück von der Möhre ab und kauen Sie den Bissen ausgiebig. Nehmen Sie dabei einmal ganz bewusst wahr, wie Ihre Kiefermuskulatur arbeitet, wie es beim Kauen anfänglich knackt, wie sich die Konsistenz des Möhrenstückes allmählich verändert und wie Sie das Gekaute in Ihrem Mund hin- und herbewegen. Erleben Sie, wie der Bissen immer süßer* *schmeckt, je länger Sie ihn kauen. Achten Sie darauf, was Ihre Zunge dabei macht, und nehmen Sie das Vakuum wahr, das beim Hinunterschlucken des Bissens in Ihrem Mund entsteht ... Denken Sie einfach nur gelegentlich an diese Übung zurück, wenn Sie mal wieder an Völlegefühl, Aufstoßen oder Sodbrennen leiden.“*[12]

Beißen Sie sich also nicht durchs Leben, genießen Sie vielmehr das Beißen. Besonders schwierig gestaltet es sich für den Zahnarzt, einem Patienten, der sein Leben lang solche Funktionsstörungen „gepflegt“ hat, Zahnersatz in Form einer Prothese zu gestalten, denn diese Störungen behält der Patient bei und überträgt sie auf das neue Werkstück.

Hinzu kommt, dass unsere Kaumuskulatur enorme Kräfte besitzt. Mit derselben Kraft, mit der wir eine Möhre oder ein zähes Stück Fleisch durchbeißen können, pressen oder knirschen wir, um unseren Stress abzubauen. *„Insgesamt kommen beim Knirschen und Pressen Belastungen von bis zu 30 kp pro Molar zustande, die pro Tag bis zu zwei Stunden ausgeübt werden ... Besonders belastend wirken diese Kräfte bei Zahnfehlstellungen und Kieferanomalien: Die eingeleiteten Kräfte müssen im Faszien-system* (innere und äußere Häute sowie Bindegewebe unseres Körpers, Anm. d. Autors.) *reguliert, adaptiert und kompensiert werden.“*[13] Das heißt nichts anderes, als dass dieser Umstand zu Formstörungen und damit zu Körperfehlstellungen und Beweglichkeitseinschränkungen, also Funktionsstörungen führt. Wir alle tragen unser Päckchen, das wir mit auf diese Welt gebracht haben. Solange wir jung und stark sind, können wir es

[12] Dr. H. v. Treuenfels, Gesund beginnt im Mund, Originalausgabe 2017, Knauer Verlag, Menssana

[13] Dr. E. Wühr, Kraniofaziale Orthopädie, Verlag für Ganzheitliche Medizin Dr. Erich Wühr GmbH, 2008

problemlos tragen, also adaptieren und kompensieren. Das Leben bürdet uns aber oft noch mehr Steine auf, die es zu tragen gilt. Ist der Rucksack schon mächtig voll, aber noch tragbar, dann reicht manchmal schon ein zusätzliches Sandkorn aus, um uns nicht weiterlaufen zu lassen, wir brechen zusammen. Es gibt Dinge und Situationen, die unser Leben erschweren, sich nicht ändern lassen. Hier kann es hilfreich sein, neben einem Psycho- oder Entspannungstherapeuten einen in kraniofazialer Orthopädie ausgebildeten Zahnarzt aufzusuchen um Entlastung über den Mundraum zu erfahren. Das mag für Sie vielleicht abenteuerlich klingen, doch ich erinnere mich an Patienten, die durch eine kleine Veränderung an den Zähnen sehr deutliche Entlastung erfahren haben.

Stress ist ein Faktor, der deutliche Auswirkungen auf unsere Muskel(ver)spannungen hat. Das soll nicht heißen, dass permanente Entspannung gut wäre, denn dann sind wir hypoton, also schlaff. Eine gesunde Balance zwischen Anspannung und Entspannung sowohl im Körper als auch außerhalb, im Beruf und Privatleben beispielsweise. Mittlerweile ist es allgemein bekannt, dass zu viel Stress, besonders psychoemotionaler Art, krank machen kann. Typische stressinduzierte Symptome sind u.a. Kopfschmerzen, Verdauungsprobleme, chronische Entzündungen, Tinnitus, Rückenschmerzen, Sehstörungen, Kiefergelenksschmerzen, Muskelschmerzen. Fällt Ihnen auf, dass dies annähernd die gleichen Symptome sind, die ich weiter oben bereits aufgeführt habe, als es um die Auswirkungen eines falschen Bisses auf das Körpersystem ging? Ja, ein falscher Biss produziert auch enormen Stress und zwar dauerhaft. (siehe www.falscher-biss-macht-schmerzen.de). Der Kontakt zwischen oberen und unteren Zähnen findet ca. 100-mal/Std. statt, beim Schlucken, beim Sprechen und natürlich beim Kauen. Also ca.

1000-mal am Tag und ca. 100-mal in der Nacht. Wenn es Ihnen schon einmal passiert ist, dass eine neu eingebrachte Zahnfüllung oder Zahnkrone zu hoch war, fängt sofort das Kausystem an, dagegenzudrücken um diesen Störfaktor zu beseitigen. Das ist Stress pur für den Körper.

Fallbeispiel aus meiner Praxis:

Eine 50-jährige Patientin stellt sich vor mit folgendem Beschwerdebild: Sie beobachtet, dass sich die oberen Frontzähne weiter nach hinten verschieben und sich ihr Biss hinten links (da, wo die Backenzähne sind) verengt und sie sich vermehrt auf Wange und Zunge beißt. Immer wieder Schmerzen im Kiefergelenk, Kopfschmerzen, Ellenbogenschmerzen und Schmerzen im Nacken-Schulter-Bereich und mittlerer Rücken. Ohrgeräusche, Hörminderung, belegte Ohren, Atembeschwerden, Schnarchen, verstopfte Nase, häufige Nasennebenhöhlenentzündungen. Zittern der Zunge und des Augenlides, Lichtempfindlichkeit der Augen, Schielen, Kloßgefühl im Hals. Beweglichkeitseinschränkungen Schulter/Arm. Viel Stress. Motorradunfall mit Schleudertrauma und beschädigten oberen Frontzähnen vor 28 Jahren. Kieferorthopädische Behandlung als Kind.

Die Patientin erscheint sehr angespannt und labil, sie empfindet die Schmerzen als elend, quälend, erschöpfend, furchtbar, unerträglich und lähmend...

Nachdem die Patientin als Erstmaßnahme eine Jig-Schiene zur Entspannung bekam, sieben Wochen später eine Matrix-Rhythmus-Therapie, hat sich ihr Beschwerdebild deutlich verbessert. Nach einem Jahr kieferorthopädischer Therapie mit viel selbstregulativer Energiearbeit und Entspannungspraxis ist die

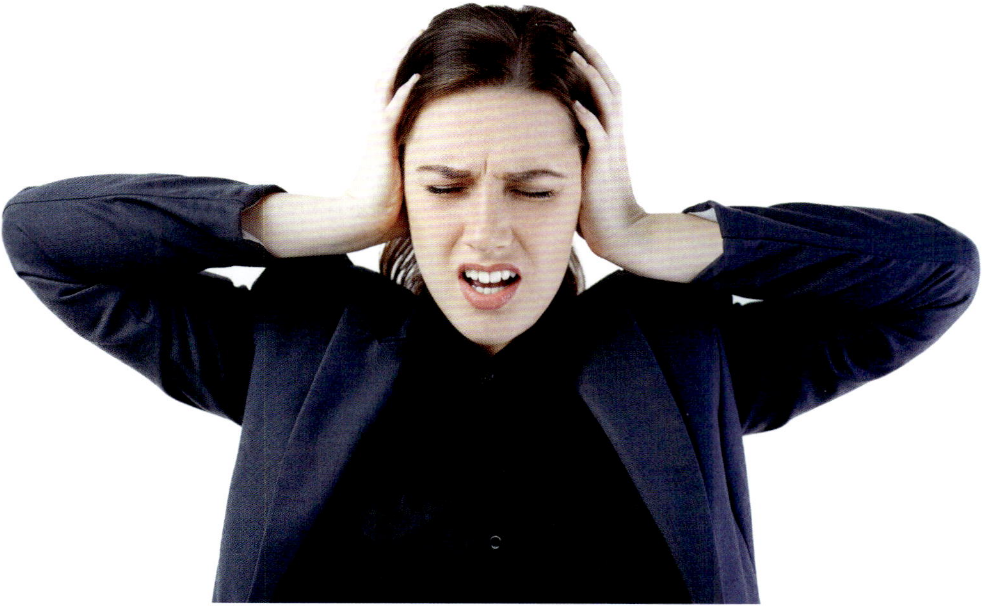

Überlastende Stressreaktion

Patientin in einem schon äußerlich deutlich entspannteren Zustand. Die Beschwerdebilder sind zu ca. 80 bis 90 Prozent verschwunden. Die Schwerhörigkeit hat sich HNO-ärztlich bestätigt, die Schmerzen sind weitestgehend verschwunden. Zitat der Patientin: *"Ich habe jetzt mehr Platz für meine Zunge und das macht richtig Spaß!"*

Andererseits gehört Stress zu unserem Leben dazu. Wir sollten unterscheiden können zwischen angemessenem Stress und einer unangemessenen Stressreaktion. In früheren Zeiten, als wir noch durch die Natur streiften und auf Nahrungssuche waren, kam es durchaus vor, einem Raubtier zu begegnen. Wer da nicht mit Stress reagierte, um die nötige Energie zur Flucht oder zum Kampf bereitzustellen, wurde schlimmstenfalls selbst gefressen. Diese Art von Stress kann man also als durchaus angemessen betrachten.

In unserer heutigen Zeit geht es vielmehr um die Belastungen Angehörige zu pflegen, Beziehungsstress, Mobbing in Schule und Beruf o. ä. Dieser Stress ist, da werden Sie mir zustimmen, unangemessen und krank machend. Die hierfür bereitgestellte Energie baut der Körper nicht ab, da er nicht aktiv flüchtet oder kämpft. Oftmals ist es das Gegenteil, es wird noch mehr Energie zugeführt in Form von Süßigkeiten (um sich zu trösten), Alkohol (um sich zu betäuben) u. a. Dieser Energieüberschuss muss aber irgendwie vom Organismus abgebaut werden, das passiert dann in der Nacht über das Zähneknirschen, Bruxismus genannt, oder das Zähnepressen am Tag. Beobachten Sie sich einmal selbst, ob Sie tagsüber bei konzentrierter und/oder anstrengender Arbeit die Zähne aufeinanderpressen, den Mund dabei zukneifen? Wenn ja, bitte sofort innehalten.

Setzen Sie sich nach Möglichkeit so auf eine Stuhlkante, dass Sie Ihre beiden Sitzbeinhöcker spüren. Der Oberkörper ist aufgerichtet, die Beine am Boden abgestützt. Legen Sie Ihre Hände auf den Bauch. Atmen Sie jetzt lang und tief in den Bauch ein, spüren dabei mit den Händen wie sich ihre Bauchdecke wölbt und rollen Sie auf Ihren Sitzbeinhöckern das Becken ganz sanft nach vorne. Sie befinden sich jetzt in einem leichten Hohlkreuz. Nun halten Sie die Luft kurz an. Jetzt langsam ausatmen und dabei das Becken wieder vorsichtig zurückrollen lassen, wieder kurz die Luft anhalten. Diese tiefe Bauchatmung, die geübt werden sollte, gibt Ihnen die Gewissheit, dass Ihr Körper sich entspannt. Denn tiefe Bauchatmung und Stress schalten sich gegenseitig aus. Im Stress atmen wir kurz, flach und schnell. Durch die tiefe Bauchatemübung holen Sie Ihren Körper wieder aus der Stressreaktion heraus und führen ihn in die Erholung.

Diese Wahrnehmungs- und Atemübung habe ich dem Buch von Dr. E. Wühr Kraniofaziale Orthopädie, Verlag für Ganzheitliche Medizin Dr. Erich Wühr GmbH, 2008, entnommen und verkürzt dargestellt.

Sie wissen nicht, ob Sie zu den Menschen gehören, die in der Nacht ihren Stress über die Zähne abarbeiten? Wenn ja, dann wachen Sie in der Regel morgens „zerknirscht" auf mit Kopfschmerzen, Nackenschmerzen oder Nackensteifigkeit, auf keinen Fall erholt, müde und so kaputt, als hätten Sie die ganze Nacht gearbeitet. Das haben Sie ja auch, nämlich mit Ihrer Kaumuskulatur, und Ihre Zähne haben dabei ungeheuren Druck über ziemlich lange Zeit aushalten müssen. Es ist schon vorgekommen, dass gesunde (!) Zähne dabei zerbersten, Füllungen und Keramikkronen sowieso. Sie können auch Ihren Schlafpartner fragen, ob Sie zu den Bruxern (Knirschern) gehören. Ihr Zahnarzt kann das über Schlifffacetten an Ihren Zähnen sehr leicht feststellen. Auch ist dann Ihre Kau-, Mund- und Kopfhaltemuskulatur in der Regel hypertrophiert (vergrößert) und sogar druckschmerzhaft. Hilfreich wäre in diesem Fall u. a. eine Meditation vor dem Einschlafen, eine „Reise durch den Körper", eine geführte Meditation mittels CD o. ä. Es gibt da eine Fülle von Möglichkeiten. Eine meiner Lieblings-CDs ist eine Heilmeditation „Schlaf, die bessere Hälfte des Lebens, Meditationen und Übungen für gesunde, erholsame Nachtruhe", gesprochen von Dr. Ruediger Dahlke, deren Ende ich nie gehört habe, weil ich immer eingeschlafen bin. Im Übrigen gibt es mittlerweile in jeder Stadt Yogastudios, Naturheilvereine und andere Einrichtungen, die die vielfältigen Möglichkeiten der Entspannungstechniken unterrichten und anleiten. Hier in Bad Nauheim haben wir u. a. die wunderbaren Yogawelten, eine hervorragende Tai-Chi- und

Stressreaktionen

Unter dem Begriff Stress-Reaktion werden drei emotive (automatisierte, unbewusste, ererbte) Verhaltensmuster zusammengefasst, die dem Körper innerhalb kurzer Zeit viel Energie freisetzen und dem Zweck des Überlebens dienen:

- **Kämpfen (fight):** unter anderem Aktivierung der Kaumuskulatur, wird das Gefühl von Wut und Zorn bewusst
- **Fliehen (flight):** unter anderem Aktivierung der Darmmuskulatur, wird das Gefühl der Angst bewusst
- **Erstarren (fright):** der Körper erstarrt, wird das Gefühl der Angst und des Schreckens bewusst

Ch'i-Kung-Schule und unseren vielseitigen Naturheilverein mit diversen Angeboten (Adressen s. Anhang).

Der Zahnarzt könnte Ihnen eine entsprechende Schiene anfertigen, Störfaktoren beseitigen, Ihr Gebiss wieder so in Form bringen, dass Sie reibungslos kauen können. An der Stressreduktion oder besser dem gesunden Umgang mit Stress können aber nur Sie selbst arbeiten. Auch hier gibt es vielfältige Angebote das Stress-Management-Training betreffend.

Eine andere Form der emotiven Stressreaktion ist die Starre. Wir erstarren vor Angst oder Schreck. Die Maus stellt sich tot in einer Stresssituation. Auch hier wird die Muskulatur überaus belastet. Menschen, denen die Angst im Nacken sitzt, erkennt man relativ leicht an ihrer Kopf-/Körperhaltung. Hält dieser Zustand der Starre über längere Zeit an bzw. wird nicht durch eine entsprechende Erholung aufgelöst, verbleiben Symptome wie Nackensteifigkeit mit den bekannten Bewegungseinschränkungen.

Artikulieren

„Die Königsdisziplin unseres Mundes ist das Sprechen. Dank dieser Fähigkeit können wir uns über relativ komplexe Zusammenhänge austauschen." [14] Beim Stillen *„wird im Mund das Bewusstsein geweckt für die Stellen, an denen die Lautbildung zum Lallen und Sprechen stattfinden wird."* [15] So haben auch Laute eine Formkraft. *„Jede Lautbildung und damit verbundene Gefühls- und Willensbewegung geht wie eine Welle durch den ganzen Körper und ruft eine Resonanz bzw. ein Echo hervor"* [11] und *„An der Sprache ist der ganze Mensch beteiligt!"* [16]. Sie alle wissen, dass wir mit unserer Körpersprache mehr auszudrücken vermögen als wir tatsächlich sagen, das falsche Wort sogar verraten. Künstler, wie Thorsten Havener, den ich jüngst live auf der Bühne erleben durfte, sind in der Lage, Mikroexpressionen wahrzunehmen und zu deuten. Es ist faktisch nicht möglich, mit dem Körper zu lügen, sagt die Kommunikationswissenschaftlerin Sabine Mühlisch. Sie sehen, auch hier drückt sich unmissverständlich die Ganzheitlichkeit unseres Geistes mit unserer Psyche und dem Körper aus.

[14 - 16] Dr. I. Broich, Sprache – Körpersprache – Grundfunktionen, 2. Auflage, Centaurus Verlag Freiburg 2009

So ist es nicht verwunderlich, dass bestimmte Gegebenheiten *„in aller Munde“* sind, *„Worte auf der Zunge liegen“* und nicht herauswollen, *„das Herz auf der Zunge“* getragen werden kann, wir manchmal *„die Zähne zusammenbeißen“* müssen ohne *„verbissen“* zu wirken oder *„Haare auf den Zähnen“* haben, *„bis an die Zähne bewaffnet“* sind und manchmal jemandem *„die Zähne zeigen müssen“* oder nach sehr großen Anstrengungen *„auf dem Zahnfleisch gehen“*. *„Entmündigt“* wird in der Regel derjenige, der sich nicht mehr artikulieren/äußern kann, während die Mündigkeit in aller Regel mit dem Durchbruch der Weisheitszähne im ca. 21. Lebensjahr eintritt.

Rüdiger Dahlke beschreibt in seinem Buch „Aggression als Chance“ die Eskalationsstufen der Aggression. Er betrachtet die verschiedenen Phasen im Zusammenhang mit dem Gebiss. *„Als wesentliche Lebensenergie, die in ihrer Bedeutung der Liebe nicht nachsteht, kann Aggression nicht vermieden werden, sondern muss sich in irgendeiner Weise in unserer Existenz Bahn brechen ... Die gesündeste Form auf der Zahnebene besteht in herzhaftem Zubeißen und gründlichem Kauen ... Auf übertragener Ebene entspricht dem eine gesunde Durchsetzungsfähigkeit ... Solch ein Mensch hat Biss, ohne deshalb bissig zu sein.“* [17] Er beschreibt die sieben Stufen der Aggression bis zum Verlust der Zähne, die er sinnbildlich als Waffen bezeichnet.

Beißen Sie sich also nicht durchs Leben, genießen Sie vielmehr das Beißen...

[17] Dr. R. Dahlke, Aggression als Chance, 3. Auflage, Bertelsmann Verlag, 2003

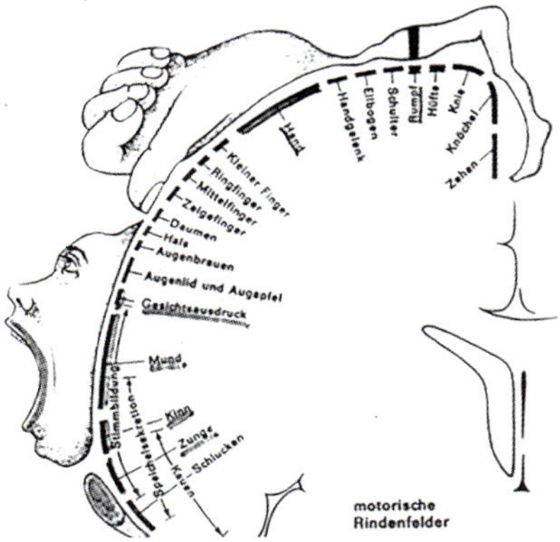

Motorischer Humunculus

Tasten/Fühlen

Dass Zähne auch taktile Werkzeuge sind, spüren Sie sehr deutlich bei einem verbliebenen Sandkörnchen im Salat. Es erscheint Ihnen wie ein großer Brocken, den Sie schnellstmöglich loswerden möchten.

Diese große Sensibilität kann man sich damit erklären, dass im Gehirn dem Mund sowohl im sensorischen, also dem gefühlsmäßigen, wie auch dem motorischen Bereich ein sehr großes Areal zugeordnet ist – der Darstellung des Homunculus oben sehr deutlich zu entnehmen.

Wie bereits vorher beschrieben, wird der Mund von einer Vielzahl von Nerven durchzogen und steht mit allen Leitbahnen in Verbindung.

Das Kleinkind begreift die Welt, indem es alles in den Mund steckt und sozusagen abfühlt und abschmeckt. Ist es hart, ist es weich, ist es rund oder eckig, kann man es zerkauen? Es nimmt seine Fingerchen und kleinen Füßchen in den Mund und beginnt sich mit sich und der Welt in Beziehung zu setzen. Hier ist also auch noch eine große psychosoziale Komponente mit im Spiel.

LEBENdige
Kiefer-Ortho-Pädie

Kieferorthopädie

Ganzheitliche systemische Kieferorthopädie ist deshalb lebendig, weil sie die Entwicklung des Patienten begleitet und keine genormten Sollwerte anstrebt. Man könnte auch sagen, es ist eine lebendige und umfassende Kiefer-Ortho-Pädie (die Erziehung zum Geraden, zum Aufrechten)

Mein Lehrer Dr. Christoph Herrmann schreibt: *„Es ist unmöglich, das Geschehen im Mund- oder Kieferbereich von dem des übrigen Organismus zu trennen. Aus meiner Sicht können lokale kieferorthopädische Eingriffe immer nur Behandlungen von Symptomen, nie von wirklichen Ursachen sein. Extraktionen (Zähne ziehen, Anm. d. Autors), die Platz schaffen sollen, sind darüber hinaus, nach meinem Verständnis Schadenssetzungen für das ganze Leben des Patienten. Eine bleibende Formänderung durch mechanische Kräfte oder Eingriffe ist überhaupt nicht möglich. Es muss der ganze Mensch mit Leib und Seele verändert werden, um auch die Harmonie der Verhältnisse im Mundraum wiederherzustellen.“*[18] Daran habe ich mich bis heute gehalten und in den letzten 14 Jahren noch keine Zahnextraktion aus kieferorthopädischen Gründen anordnen müssen. Gott sei Dank!

[18] Dr. Chr. Herrmann, Lehrbuch Ganzheitliche Kieferortopädie, 2. Auflage, Ges. für ganzheitliche Medizin, 2006

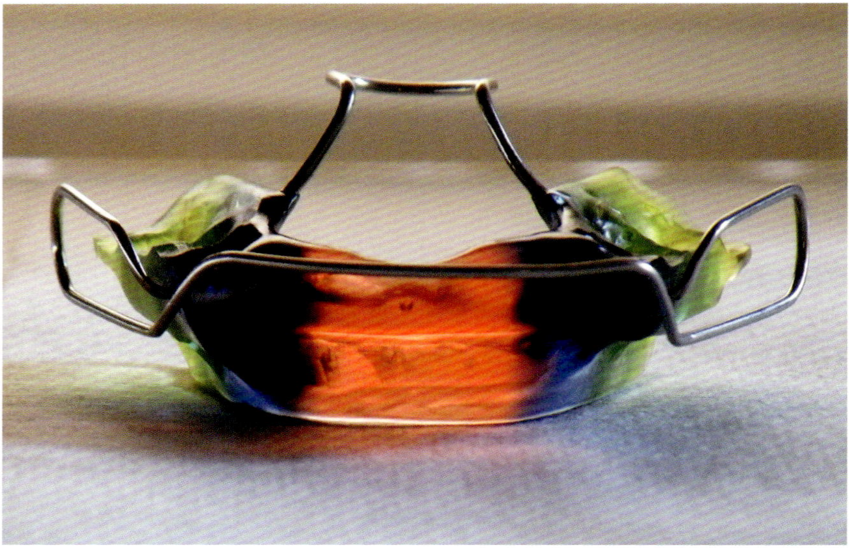
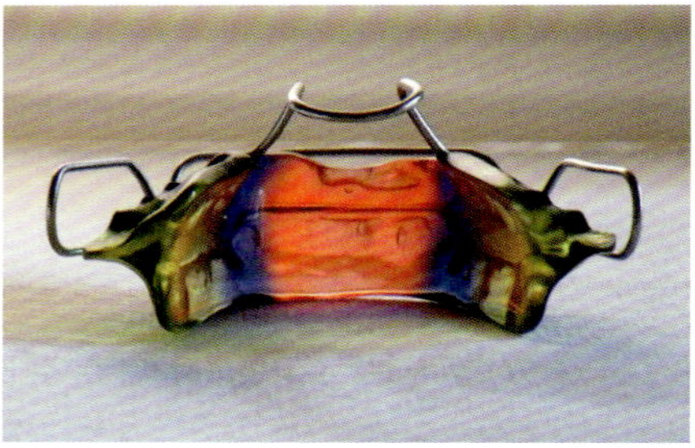
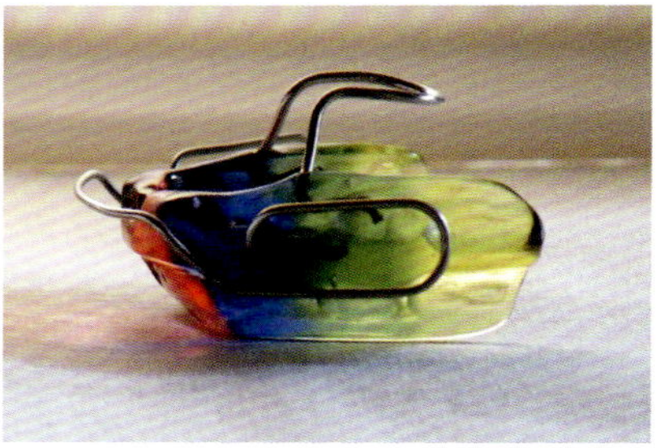

Bionator von vorne, von hinten und von der Seite

Bionator

Prof. Dr. Dr. Wilhelm Balters, begründete die Bionatortherapie in den 1940er Jahren zwar als kieferorthopädische Einflussnahme, die sich auf Atmung, Ernährung, aber auch auf die Bewegung von Blut und Lymphe und den Stoffwechsel bis hin zum Seelenleben des Patienten erstreckt. Der Grundgedanke aber war der, wenn schlechte Gewohnheiten wie Daumenlutschen und Mundatmen zu ungünstigen Formveränderungen (Anomalien) führen, dann müsste doch auch die Umkehrung, die gute Angewohnheit wie Abschirmung des Daumens und Nasenatmung zur Rückbildung dessen hin zur guten Entwicklung führen.

Der Bionator ist ein Turngerät für den gesamten Mundraum mit all seinen Anteilen. Er trainiert durch Simulation der richtigen Bisslage die Muskulatur. Das kommt einer Umprogrammierung der Software gleich, mit Auswirkung auf den gesamten Organismus.

Stellen Sie sich einmal ein Mobile vor: An einer Stelle aufgehängt, befinden sich verschiedenartig große und unterschiedlich schwere Teile, die ein Ganzes ergeben. Wenn Sie

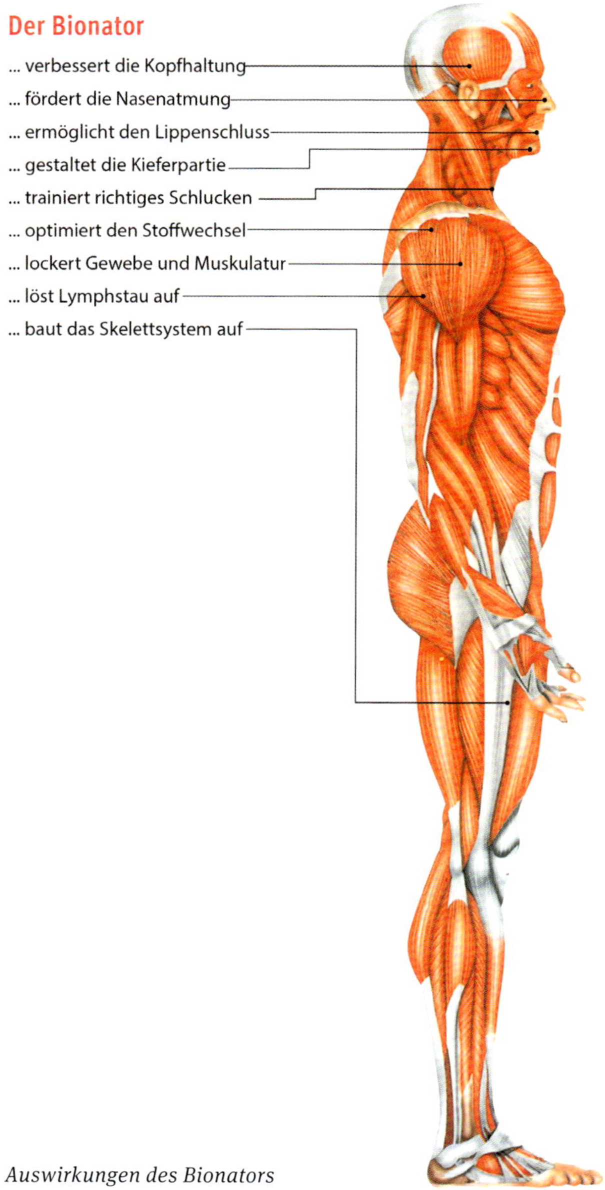

Auswirkungen des Bionators auf den ganzen Körper

einen Teil verändern wollen, dann müssen sich alle anderen Teile bewegen und eine andere Stellung einnehmen, um die Balance weiter zu halten. Um dieses Ausgleichen zu erfahren, machen Sie den Schildkrötentest. Stellen Sie sich dazu locker mit leicht gespreizten Beinen hin und schieben Sie ganz langsam den Kopf wie eine Schildkröte nach vorne. Spüren Sie, dass sich Ihr Becken dabei nach hinten schiebt? Ja, Sie müssen sich ausbalancieren, sonst kippen Sie nach vorne um. Wieder ein Beweis für die Zusammenhänge der Kopfhalteposition mit der Wirbelsäule und dem Becken. So balancieren Sie den ganzen Tag Ihren schweren Kopf auf der Spitze der Wirbelsäule mit unzähligen kleinen Muskeln auf den relativ kleinen Fußsohlen.

Besonders das Schlucken mit der Zunge in der richtigen Position, den geschlossenen Lippen und der Nasenatmung wird trainiert und das ca. 100-mal pro Stunde. Welches Potenzial tut sich da auf! Ohne Gewalt formt der Bionator also bei jedem Schlucken und Sprechen mit der eigenen Kraft des Patienten den Kiefer um, die Zähne ziehen sich selbst in die richtige Position auf sanfte Art. Jetzt geschieht, wenn auch fast unsichtbar, das Allerwichtigste: die Wirbelsäule wird aufgerichtet, was wiederum zu einer verbesserten Haltung führt, besserer Atmung und größeren Durchlüftung der Nasennebenhöhlen. Die Mundraumentwicklung wird enorm gefördert. Voraussetzung ist natürlich, der Bionator wird auch getragen und Blockaden können gelöst werden.

Erinnern Sie sich an die Illustration mit dem Ei und seinen Polen aus dem Kapitel „Entwicklung MundRAUM“?

Das Wirkprinzip ist relativ einfach zu verstehen. Dr. v. Treuenfels pflegte immer zu sagen: *„Es ist wie auf einer Autobahn. Sie fahren also auf der Autobahn, die Sie begrenzt durch die Leitplanken*

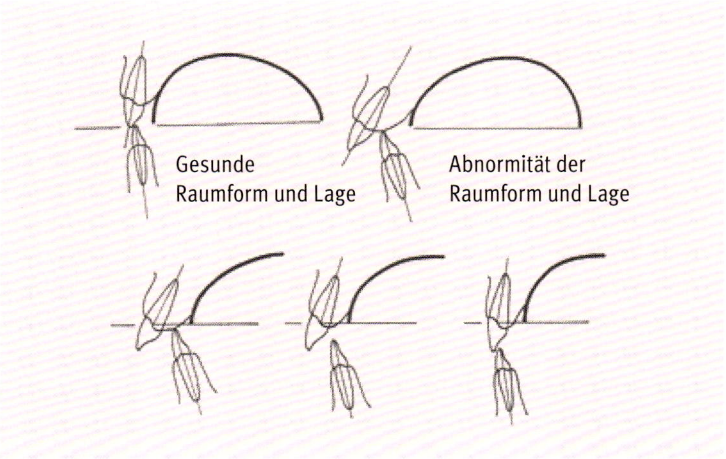

Das Ei und seine Pole, Stufen der Umpolung

in eine Richtung führt. Sie haben die Freiheit, ohne Reibung und Kontakt derselbigen zu folgen. Ob Sie schlingern, auf der rechten oder linken Spur fahren spielt dabei keine Rolle. Sie können nur in der vorgegebenen Richtung fahren. Das Auto sind Sie selbst, der Bionator steht für die Autobahn."[19] Die dabei entscheidende Therapie-Maxime lautet: *„So viel regulative (Selbst-)Hilfe wie nötig, aber so wenig kurative (Fremd-)Hilfe wie möglich"*[20]. Und Dr. Chr. Herrmann bezeichnete uns ganzheitliche Therapeuten gerne als *„Gärtner. Wir hegen und pflegen unsere Pflänzchen, aber wachsen und gedeihen müssen sie selbst"*[21].

Eines ist ganz wichtig und muss jedem bewusst sein, der sich für eine solche funktionskieferorthopädische Therapie entscheidet: Die Compliance, also die Mitarbeit des Patienten ist von größter Bedeutung. Da der Bionator ein Passivgerät ist, verlangt er dem Patienten Aktivität ab. Er macht dem Körper das Angebot, sich zu regenerieren und zu entwickeln. Er gibt ihm Kredit.

Bionatorwirkprinzip

Autobahn	Zug
• Leitplanke	• Eisenbahnschiene
• Kein Kontakt	• Kontakt
• Richtungsweisend	• Richtung zwingend
• Freiheit	• Keine Freiheit
• Keine Reibung	• Reibung

Darum brauchen Patient und Eltern wie auch der Therapeut Geduld und Zeit. Entwicklung geht nicht schnell, schnell. Das, was dem Körper möglich ist, entsteht und kein Hollywood-Gebiss. Das Schöne und immer wieder Bezaubernde ist, zu sehen, wie die kleinen Patienten sich entwickeln, das Staunen, wenn sie selbst anhand der Erstmodelle erkennen, wie viel in ihrem Mund passiert ist. Das motiviert Patient, Eltern und Therapeut ungemein. Hinzukommt ein nicht zu unterschätzender Aspekt, dass nämlich die vom Körper selbst geschaffenen Ergebnisse in der Regel stabil bleiben, da sie die Folge eines neuen Gesamtgleichgewichtes darstellen und keinen dauerhaften Draht zur Fixierung benötigen.

[19-20] Dr. v. Treuenfels, mündl. Aussage, im Kurs der systemischen Kieferorthopädie, 2009, Herne

[21] Dr. Chr. Herrmann, mündl. Aussage im Kurs ganzheitliche Kieferorthopädie, 2006, Herne

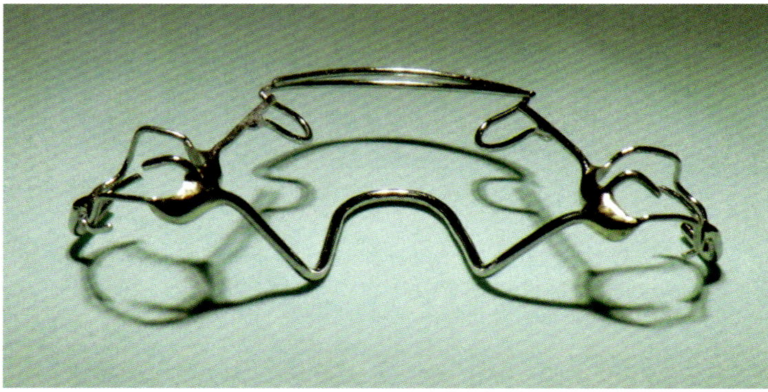

Crozat-Gerät

Crozat

Das Crozat-Gerät ist eine biologische mechanische Apparatur mit großer Wirkung. Seit seiner Entwicklung von Dr. G. Crozat in den 1920er Jahren weiterentwickelt von Dr. A. Wiebrecht und besonders von Dr. Chr. Herrmann, wird es erfolgreich in Kombination mit dem Bionator eingesetzt. Nur ein geringer Druck ist notwendig, um Veränderungen herbeizuführen.

„Ebenso wie bei der Bionator-Therapie geht es auch bei Crozat um die Schaffung symmetrischer Gegebenheiten im Gebisssystem, nicht nur in horizontaler Richtung, sondern auch raumbezogen, sodass beide Kieferhälften deckungsgleich werden.“ [22]

(Dr. Chr. Herrmann)

[22] Dr. Chr. Herrmann, Lehrbuch Ganzheitliche Kieferortopädie, 2. Auflage, Ges. für ganzheitliche Medizin, 2006

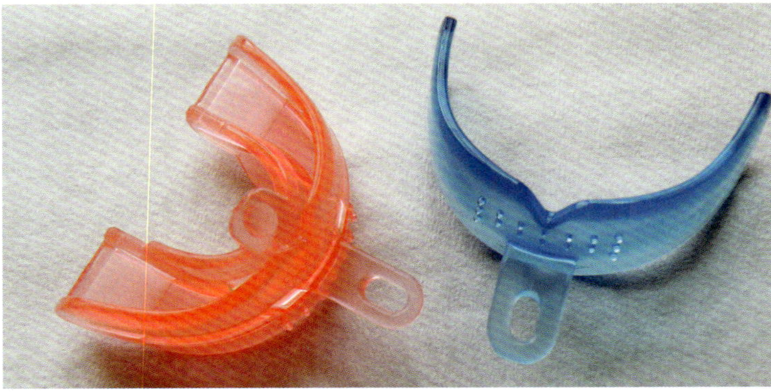

Myobrace verschiedene Formen

Myobrace®

Auch bei dieser wunderschönen Methode wird die Entwicklung von Zähnen und Kiefern bei heranwachsenden Kindern über die Muskelfunktion unterstützt. Der beste Behandlungszeitraum liegt zwischen dem fünften und dem 15. Lebensjahr. Bekannte Hauptziele der Behandlung, die ein hohes Maß an Mitarbeit erfordert, weil der Patient nicht nur angewiesen wird, das Gerät regelmäßig zu tragen, sondern auch Mundübungen zu machen, sind die Nasenatmung, Mundschluss und richtiges Schlucken. Als zu erwartende Nebeneffekte sind optimale Gesichtsentwicklung, neutraler Biss und gerade Zähne zu nennen. Auch hier gilt es, durch so früh und so viel Vorarbeit wie möglich, das Zähneziehen und festsitzende Apparaturen zu vermeiden.

Begleitende Therapie

Alle oben genannten Therapieformen haben kein Alleinstellungsmerkmal, sondern sind immer eingebettet in ein begleitendes Konzept. Denn ein ganzheitlich denkender Therapeut setzt die Diagnostik und die Therapie immer an mehreren Punkten an. Um den ganzen Menschen wieder auf den Heilungsweg zu bringen, kann er sich nicht nur auf einen Aspekt beschränken, sondern muss auch unterstützende und begleitende Behandlungen anbieten.

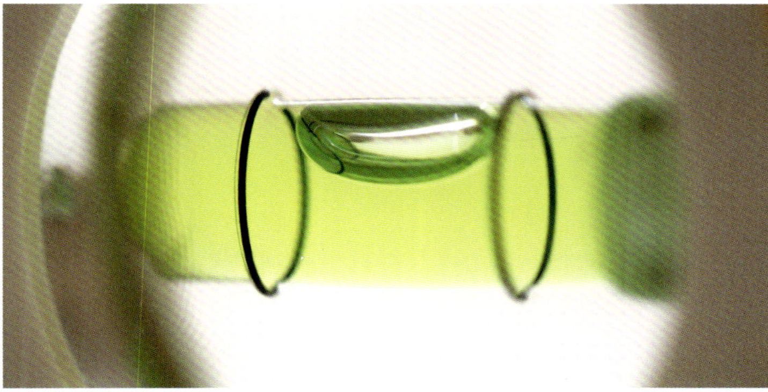

Balance

Osteopathie

Dazu zählt in erster Linie die Osteopathie. Der osteopathisch arbeitende Therapeut unterstützt manuell den Körperumbau, indem er Blockaden löst wie zum Beispiel Faszienverklebungen usw. Wenn das Gewebe wieder frei schwingen kann, Flüssigkeiten ungehindert fließen, dann ist das Potenzial für Selbstheilungskräfte am größten. Ohne osteopathische Begleitung kann sich kein Kiefergelenk, keine Muskulatur, keine der vielen Häute (Faszien) dauerhaft entspannen und den rechten Platz finden. Durch manuelle Untersuchung und Behandlung werden eingeschränkte Gewebe mobilisiert, damit die Flüssigkeiten diese Körperregionen wieder versorgen und regenerieren können.

Begründet von dem Arzt A. T. Still Ende des 19. Jahrhunderts, von W. G. Sutherland weiterentwickelt, machte Dr. J. E. Upledger 1971 während einer Operation am Rückenmark eine Zufallsbeobachtung. Er sah mit eigenen Augen, dass sich die Membranen in einem bestimmten Puls rhythmisch bewegten. Daraus entstand die von ihm ausgebaute CranioSacrale-Therapie. Und auch hier wiederholt sich das bereits gesagte, die Einsicht,

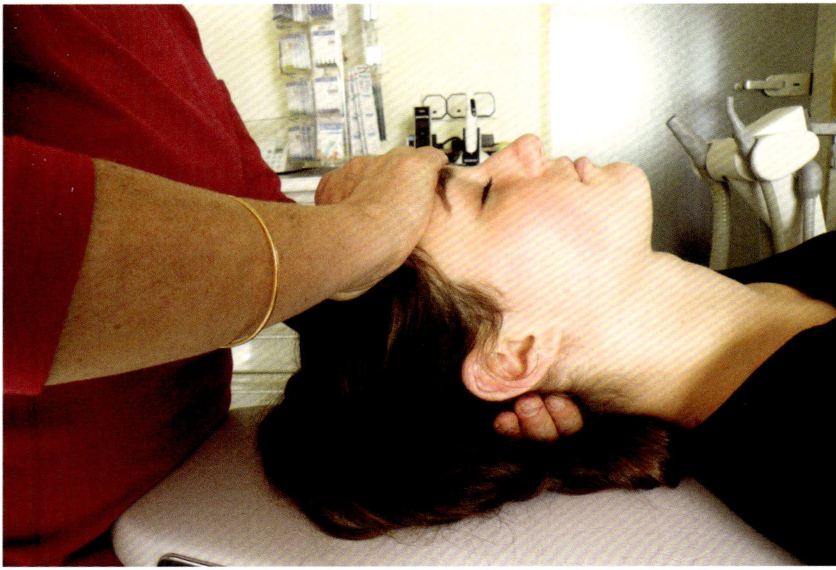

dass alles mit allem sowohl strukturell als auch funktionell zusammenhängt. Der erste Eindruck, den man als CranioSacral-Schüler erfährt, ist im wahrsten Sinne bewegend. Zwei Therapeuten stehen am liegenden Patienten, der eine am Fußende, der andere am Kopfende. Derjenige am Fußende zieht nun ganz langsam, gleichmäßig und gleichzeitig an beiden Füßen, während der andere den Zug am Kopf (!) spürt. Das ist der Beweis dafür, dass vielfältige Verbindungen bestehen zwischen den am weitesten voneinander entfernten Bereichen Kopf und Fuß. Wenn Sie sich jetzt noch vorstellen können, dass allesamt unsere 22 Schädelknochen schwimmend schwingen, der gesamte Schädel im CranioSacral-Rhythmus (CSR) aufgeht wie eine Blüte, um sich wieder zu verschließen, dann ist das sehr hilfreich.

Alle diese 22 Knochen schwingen um eine bestimmte Achse mit einer bestimmten Amplitude im gleichen Rhythmus in einer Frequenz von ca. acht- bis zwölfmal pro Min. Der Osteopath ist in der Lage, einzelne Rhythmusstörungen, unterschiedliche

Schwingungsamplituden mit bloßen Händen zu erspüren und zu korrigieren. So wie der Dirigent eines Orchesters einzelne Instrumente aus dem gesamten Musikstück heraushören und korrigieren kann. Ist das nicht wunderbar? Jetzt habe ich aber nur von den 22 Schädelknochen gesprochen. Die übrigen 183 Knochen habe nicht erwähnt, ebenso wenig die unzähligen Faszien (Häute), Bänder, Sehen und Organe des gesamten Körpers...

Ich bin ein großer Anhänger dieser Therapieform. Darum arbeite ich sehr eng mit Osteopathen zusammen. Patienten, die ihre zahnmedizinischen Behandlungen mit osteopathischer Therapie begleiten, öffnen damit ihrer Selbstregulation die Türen.

Wenn Sie mehr zu diesem Thema wissen möchten, lesen Sie von Gert Groot Landeweer, einem Schüler Dr. Upledgers: „*Einführung in die CranioSacral-Therapie, Wie man körperliche Blockaden selbst lösen kann*".

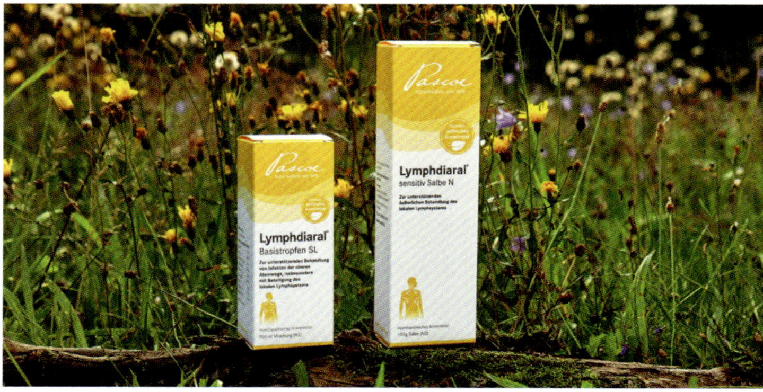

Lymphdiaral® von Pascoe

Lymphdrainage

Lymphe hat die Aufgabe, Zelltrümmer abgestorbener Zellen, Fremdkörper, Bakterien und Krankheitserreger, Stoffwechselabbauprodukte u. v. a. mehr zu transportieren. Nach Verletzungen oder Operationen werden die Lymphbahnen, die übrigens parallel zu den Gefäßbahnen laufen, unterbrochen. Es kommt zum Rückstau und Schwellungen. Stellen Sie sich spielende Kinder am Sandstrand vor. Sie bauen Burgen und Wassergräben, kleine Bäche. Alle Kinder, die mit fließendem Wasser spielen, versuchen es irgendwie zu leiten, anzuhalten und bauen Staudämme. Wir wissen natürlich, dass das nur sehr bedingt möglich ist. Das Wasser sucht sich andere Wege, Umwege sozusagen, fließt dadurch langsamer, versickert, fließt aber immer noch. Unser Stoffwechsel, unsere Lymphe, unsere Atmung, all das fließt auch immer noch, obwohl Blockaden vorhanden sind. Wie in einer Sickergrube entstaut sich das Gewebe zwar von selbst, das dauert aber deutlich länger. Kiefer, die gestaut sind, erkennt man leicht an den girlandenförmigen Verdickungen der Schleimhaut oberhalb der Zähne. Es sieht dann so aus, als wären die Zähne stecken geblieben und können nicht weiter durchbrechen. Außerdem können sich die Kieferknochen, also das

Platzangebot für die vorhandenen Zähne, nicht gut entwickeln und es entsteht Platzmangel, Engstand, Verschachtelungen oder die Zähne wachsen zweireihig (s. Bild Seite 95).

Lymphdrainagen bringen auf sanfte Weise den Stoffwechsel des Bindegewebes wieder in Fluss und wirken entgiftend. Besonders die Methode nach Dr. Vodder befasst sich mit der Kopf-Hals-Region und der des Mundraumes. Es gibt inzwischen auch Methoden mittels Bioresonanz, die die Lymphe wieder in Fluss bringen können. Auch mit homöopathischen Komplexmitteln wie beispielsweise Lymphdiaral® von Pascoe lässt sich eine manuelle Lymphdrainage wunderbar unterstützen. *„Gleichzeitig entsteht durch die Entstauung und Entgiftung des Gewebes am ganzen Körper eine tiefe Entspannung.“* [23]

Im Übrigen bewirkt auch eine Behandlung mit dem MatrixMobil® eine Entstauung der Gewebe. Mehr dazu im Kapitel *„Weitere ganzheitlich begleitende Therapiemethoden, Matrix-Rhythmus-Therapie“*.

Homöopathie, Schüssler-Salze und Bachblüten helfen auf feinstofflicher Ebene, den Heilungsprozess zu unterstützen.

[23] Patienteninfo zur Lymphdrainage in der Zahnmedizin, Die sanfte Methode um alles wieder in Fluss zu bringen, BNZ

Logopädie

Die logopädische Therapie ist nicht nur bei Sprechfehlern und Sprachentwicklungsstörungen indiziert, auch ein falsches Schluckmuster oder die Tieflage der Zunge bedürfen besonders dieser speziellen Therapie.

Da Sprache und Bewegung zusammengehören, kombinieren die Logopäden beides wie z. B. bei der „F"-Übung:

„Die Fingerspitze des Zeigefingers wird auf die in Opposition befindliche Daumenkuppe steil aufgesetzt und dann mit leichtem Druck bei jedem „F" weggeschnalzt...

fli fla flo,
flink fort froh,
feige Flöhe flitzen,
freche Vögel fritzen,
fli fla flo,

flink fort froh,
Feuerfunken fliegen fort,
fegen übers Feld.
Fang sie flink von Ort zu Ort,
sonst entflammt die Welt." [24]

[24] Dr. I. Broich, Sprach-Körpersprache-Grundfunktionen, 2. Auflage, 2009, Centaurus Verlag Freiburg

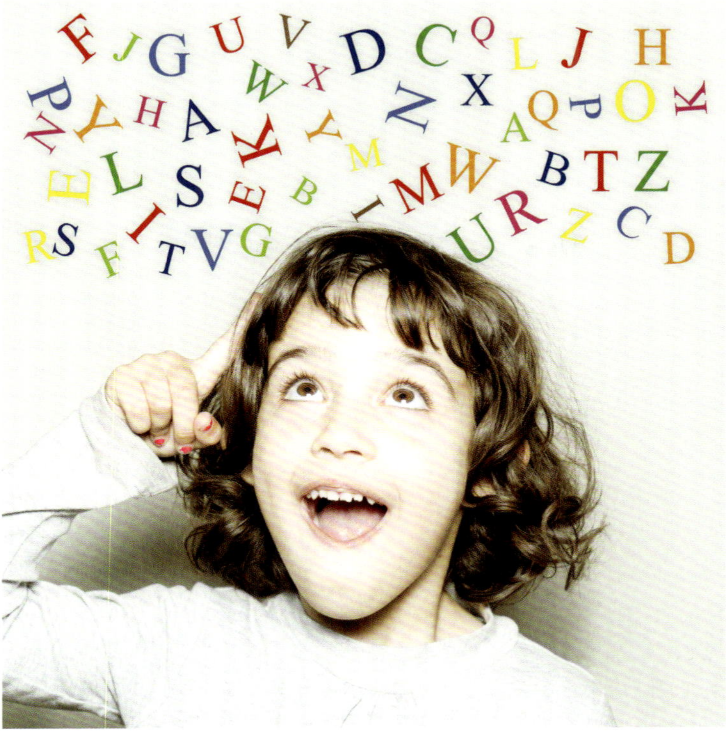

Bei der Neurofunktionellen Reorganisation nach Padovan geht es um die funktionelle Wiederherstellung des Schluckens, Kauens, Sprechens usw. Besondere Einsatzgebiete sind Störungen und Versäumnisse in der Kindesentwicklung und der Verlust von Wahrnehmungs- und Bewegungskompetenzen. Therapieziel ist demnach die Neuordnung also Reorganisation besagter Kompetenzen. Sie sehen, auch hier ist die Bewegung anderer Körperteile eng mit der Bewegung der Mundfunktion verbunden. Wie alle ganzheitlichen Therapieformen ist diese relativ aufwendig, aber umso intensiver und langfristig stabiler.

Weitere ganzheitlich begleitende Therapiemethoden

Feinstoffliche Therapie

Über Homöopathie, Schüsslersalze und Bachblüten möchte ich an dieser Stelle nicht schreiben, weil diese Mittel in der Bevölkerung mittlerweile allgemein bekannt sind und es unendlich viel Literatur dazu gibt. Es sei nur so viel gesagt, dass sie die körperliche Behandlung des Patienten seelisch und geistig mit ihren feinen Schwingungen unterstützen.

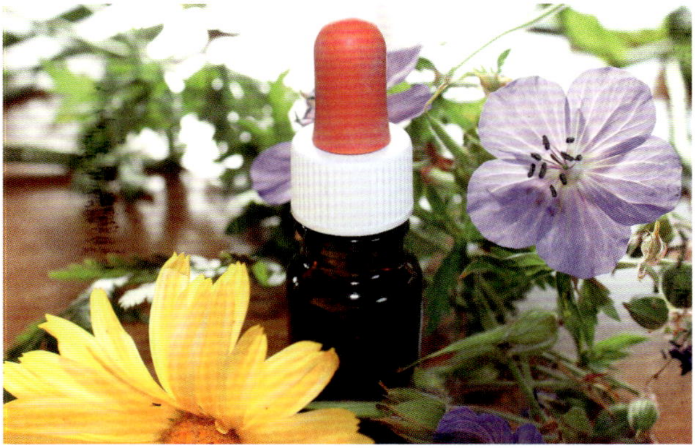

Natural Medicine

Mund-Akupunktur

Keine Angst, bei der Mund-Akupunktur, auch wenn es der Name nahelegt, werden keine Akupunkturnadeln im Mund gesetzt. Vielmehr handelt es sich um eine ganzheitliche Reflex- und Regulationstherapie, die mittels Heilinjektionen durchgeführt wird.

Die Mund-Akupunktur ist als Begleitung allgemeinzahnärztlicher Behandlungen als auch in besonderen Fällen wie z. B. einer Störfeldsuche oder unerklärbaren Schmerzempfindungen geeignet.

Dabei entstammt die Mund-Akupunktur nicht der traditionell chinesischen Medizin, sondern gehört zu den in den letzten 70 Jahren entdeckten Mikro-Aku-Punkt-Systemen (MAPS). Dies wurde durch das Wissen der Elektroakupunktur (EAV) nach Dr. Kramer und Dr. Voll angeregt. Beide Ärzte haben eine Beziehung zwischen Mund/Zähnen/Odontonen und den Leitbahnen, bekannt als Meridiane, entdeckt. Heute wird die Mund-Akupunktur von ihrem Begründer Dr. J. M. Gleditsch, Zahn- und HNO-Arzt, nach über 40-jähriger Erfahrung auf diesem Gebiet, und der Deutschen Ärztegesellschaft für Akupunktur e. V. (DÄGfA)

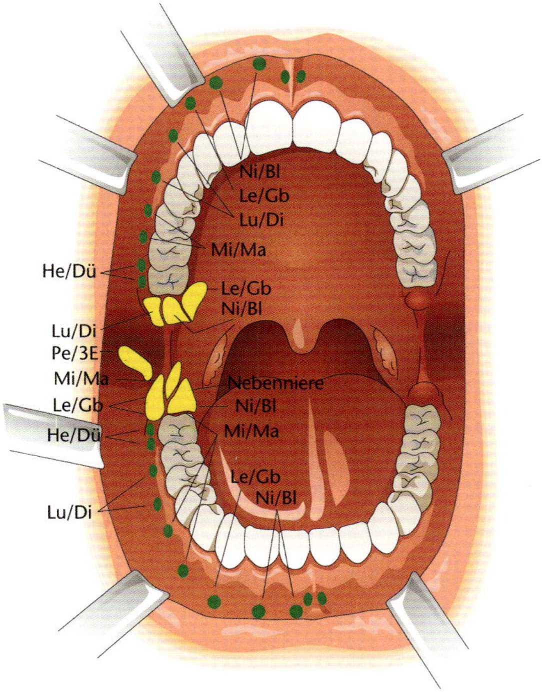

Der Mund und seine Beziehungen zu den fünf Funktionskreisen und den Vestibulumpunkten

gelehrt. Dr. Gleditsch schreibt: *"Die Möglichkeit, Fernwirkungen auszulösen, ist eine Stärke der Akupunktur. Der Vorteil einer Therapie über Fernpunkte liegt u. a. in der Schonung eines überreizten oder geschwollenen Schmerzgebietes ... Entscheidender ist jedoch die Einschaltung der übergeordneten, den ganzen Organismus erfassenden Regulationsmechanismen."* [25]

[25] Dr. J. M. Gleditsch aus MAPS, MikroAkuPunktSysteme, Grundlagen und Praxis der somatotopischen Therapie, Hippokrates Verlag in MVS Medizinverlage Stuttgart GmbH & Co.KG, 2002

Die Indikationen hierbei sind vielfältig:

- Störfelddiagnostik
- Sinusitiden (Nebenhöhlenentzündungen)
- Cranio-mandibuläre Dysfunktionen (CMD) bekannt als Kiefergelenkserkrankungen mit Verspannung der Kau- und Kopfhaltemuskulatur
- Kopf- und Gesichtsschmerzen
- Begleittherapie bei Tinnitus und Hörsturz und viele andere

Besonders in Kombination mit Ohr und/oder Körper-Akupunktur ist die Mund-Akupunktur eine sehr effiziente Therapie.

Sehr gerne setze ich auch die Homöopunktur, durch den Allgemeinmediziner Dr. Bernd Krautheimer wunderbar beschrieben, ein.

Matrix-Rhythmus-Therapie

Leben ist rhythmische Bewegung. Wie der gesamte Körper, schwingt auch jede Körperzelle in einem bestimmten Rhythmus.

Kommt es zur Verlangsamung der Schwingung oder gar zum Stillstand, ist der Stoffwechsel in den betreffenden Regionen gestört, meist gestaut. Aus anfänglich leichten Irritationen können so manifeste, schmerzhafte Folgen für Muskeln, Sehnen, Bänder und Bindegewebe entstehen. Diese äußern sich dann in Beschwerden wie z. B. Muskelverspannungen, Schwellungen, Verklebungen des Gewebes, chronischen und akuten Schmerzen.

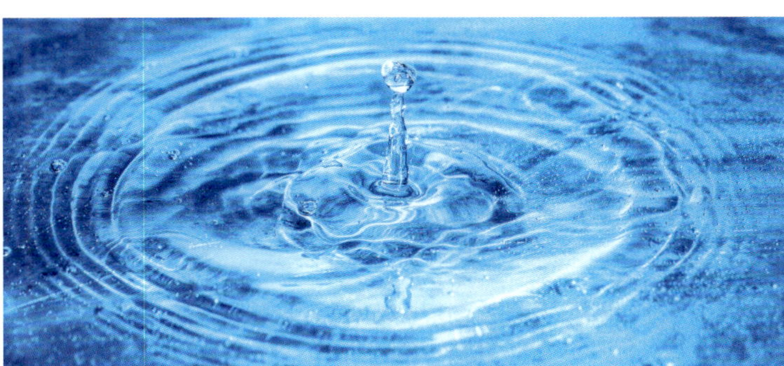

Mit dem sogenannten Matrixmobil® werden mechanische Schwingungen erzeugt, die analog einzelne und dann übergreifend mehrere Körperzellen wieder in Schwung bringen. Daher finden sich vielfältige Einsatzbereiche wie

- Dehnbarkeit bei Narben, Kontrakturen, Verwachsungen und Haltungsschäden
- Abbau von Schwellungen
- Verspannungen aller Art, Spastik, Kapselstress
- Eingeschränkte Beweglichkeit aller Bereiche
- Akute und chronische Schmerzen wie z. B. Migräne
- Beschleunigung der Nervenregeneration
- Tinnitus u. v. m.

In der ganzheitlichen Zahnheilkunde und Kieferorthopädie wird es bevorzugt eingesetzt

- Vor Biss-Vermessungen zur Entspannung der Muskeln und Bänder des Kausystems
- Zur Entstauung des Bindegewebes
- Begleitend bei Zahnfleischbehandlungen zur Regeneration des Zahnhalteapparates
- Nach Zahnoperationen zur besseren Heilung u. v. m.

„Dabei werden u. a. asymmetrische Gewebsdrücke erzeugt, die den Pump-Saug-Effekt simulieren und gleichzeitig Nervenrezeptoren physiologisch stimulieren. Die Eigenschwingung des Körpers und der Zellen wird angeregt bzw. wiederhergestellt. Dadurch können die vielfältigen Stoffwechsel, die zwischen Zellen

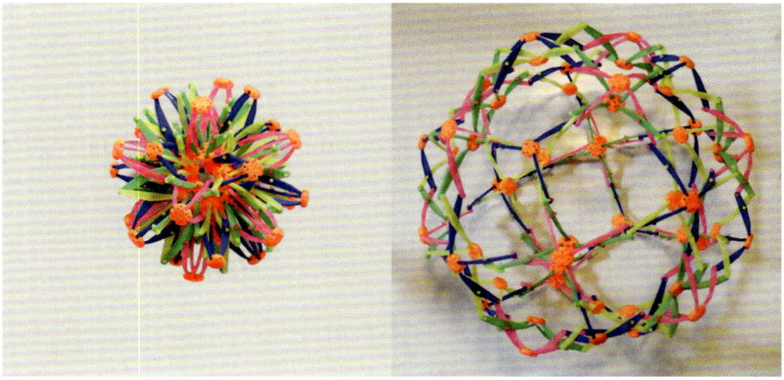

Rhythmische Pulsation einer Körperzelle

und deren Umgebungsflüssigkeit (Matrix) notwendig sind, wieder stattfinden. In kürzester Zeit normalisieren sich die Stoffwechselprozesse der betroffenen Körperregion.

Mit anderen Worten: Die Matrix-Rhythmus-Therapie wirkt über rhythmische Mikro-Extension bis auf die zellbiologische Ebene, mit dem Effekt, dass zelluläre Mikroprozesse in Takt kommen, auf die jede Zellregeneration und Heilung angewiesen sind.

Ergebnis: Das Gewebe, also Muskeln, Haut, Sehnen usw. werden wieder durchlässig und geschmeidig und nehmen so an den Gesundungsvorgängen des Körpers wieder teil.“ [26]

Für die ganzheitliche Zahnmedizin bedeutet dies, dass nur entspannte Muskulatur einen zwanglosen Kieferschluss erlaubt, bzw. so die ungleichen Kontakte der Zähne zueinander überhaupt erst festgestellt werden können. Bei zahnärztlichen Maßnahmen, die mit einer umfangreichen Gebisssanierung einhergehen, spielt die richtige Kieferposition eine wichtige Rolle.

Die Matrix-Rhythmus-Therapie lindert auf sehr sanfte Weise den Schmerz und heilt.

[26] Zitat der Homepage marhythe-systems.de entnommen

Bewegung

Als aufmerksamer Leser ist Ihnen bestimmt nicht entgangen, dass ich das Bewegungsthema schon oft habe einfließen lassen. Ob als Schwingung oder Funktion, immer ist es doch Bewegung. Leben ist Bewegung, Starre ist Krankheit, im schlimmsten Falle Tod! Dem kann nicht widersprochen werden.

Im Allgemeinen ist es so, dass der natürliche Bewegungsdrang auf vielfältige Weise in unserer heutigen Zeit unterdrückt wird. Ob in der Schule, Büro, am PC: viele Arbeiten hindern uns an gesunder Bewegung. Das hat natürlich Auswirkung auf unseren Körper. Selbst ich spüre während ich dieses Buch schreibe unangenehme Empfindungen im Halswirbelsäulenbereich den ganzen Rücken hinab. Da hilft nur eines: Bewegung.

Für Kinder und Heranwachsende ist sie besonders wichtig zur Entwicklung ihres Körperbaues. Das möchte ich nicht weiter ausführen, weil es hinreichend bekannt ist.

Es gibt mittlerweile in jeder großen und kleinen Stadt Yoga- und Tai-Chi-Schulen, die die Achtsamkeit der Bewegungskunst lehren, kombiniert mit Stärkung und Kräftigung der Muskulatur und Meditationstechniken zur Beruhigung des Geistes.

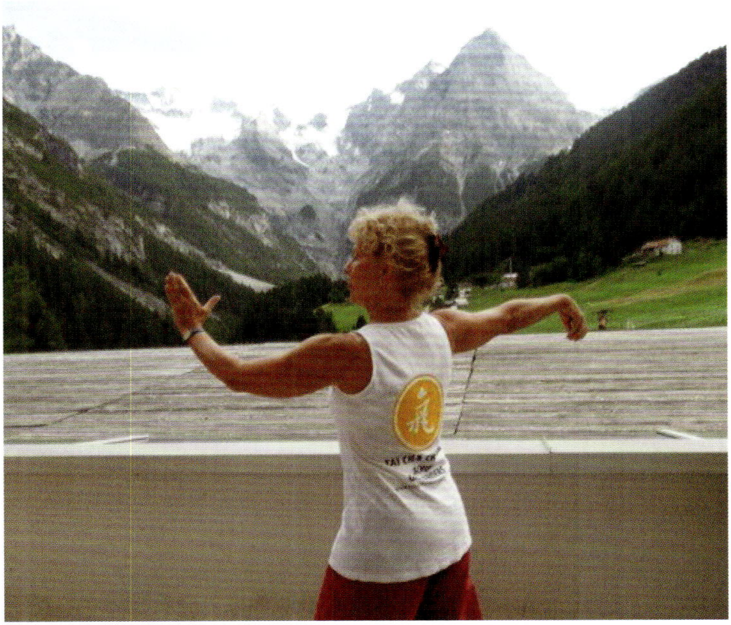

Tai Chi und Ch'i-Kung Schule G. Anders

„Tai Chi Chuan ist eine Bewegungskunst, die die Harmonisierung von Yin und Yang zum Ziel hat. Durch die sanften, ruhigen und anmutigen Bewegungen wird das Ch'i, die Lebensenergie, aktiviert und auf den Meridianen, den Leitbahnen des Körpers an die verschiedenen Organsysteme verteilt. Der Name Tai Chi Chuan setzt sich zusammen aus Tai Chi und Chuan. Tai Chi ist ein Begriff aus der alten chinesischen Philosophie des Taoismus, der so viel wie das Erhabene Letzte oder Höchste Gesetz bedeutet. Chuan, wörtlich Faust, meint Bewegungssystem oder auch Kampfkunst.“ [27]

„*Bewegt in die Stille*“ ist ein sehr treffendes Motto einer bekannten Yogaschule, ebenfalls in Bad Nauheim. In einem gesunden Körper wohnt ein gesunder Geist und in einem lebendigen Körper wohnt ein starker Geist.

[27] Zitat der Homepage von G. Anders Tai Chi und Ch'i-Kung Schule Bad Nauheim/Frankfurt entnommen

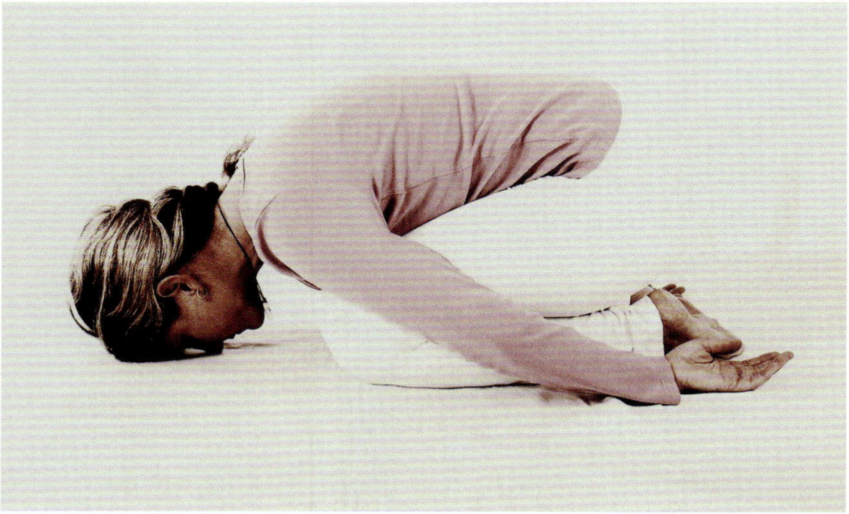

Pose der Ruhe, B. Latta, Yogawelten

Yoga für Kinder kann sehr hilfreich sein, um zur Ruhe zu kommen. Die Überreizung unserer Gesellschaft hinterlässt ihre Spuren an unseren Kindern. Bedauerlicherweise sind es die Kinder und Jugendlichen, die höchst sensibel reagieren mit Unruhe, Unwohlsein und Schlafstörungen. Ich bin davon überzeugt, dass mit Kinderyoga und/oder Meditation den Patienten geholfen werden kann buchstäblich wieder ihre Mitte zu finden. Wenn Oberkiefer und Unterkiefer nicht mittig übereinander stehen, äußert sich das im Verhalten und Befinden des Patienten. Er *„steht nicht in seiner Mitte"*.

Jede andere Form von Sport oder Bewegung ist natürlich ebenso hilfreich. Das, was am meisten Freude bereitet ohne Höchstleistung zu fordern, mit dem man sich am wohlsten fühlt, ist das Richtige.

„Tatsächlich ginge vieles besser, wenn man mehr ginge."[28]

[28] Dr. I. Broich, Sprach-Körpersprache-Grundfunktionen, 2. Auflage, 2009, Centaurus Verlag Freiburg

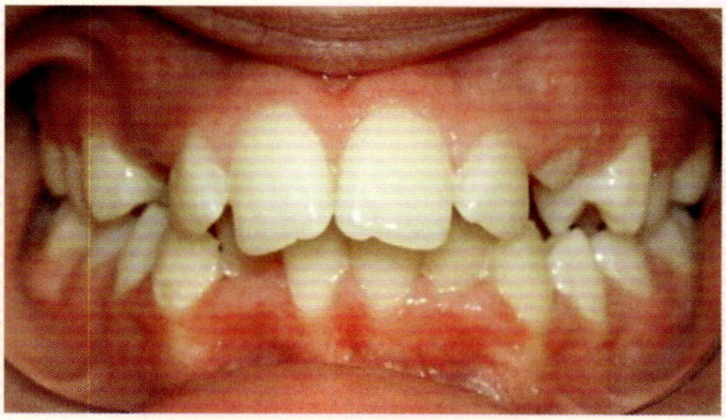

Behandlungsbedürftiges Gebiss mit Mittellinienverschiebung, Engständen und Lymphstauungen

Füße/Stand

Ja, Sie haben richtig gelesen. Auch unsere Fußsohlen haben etwas mit dem Mund zu tun. Füße, und damit unser Stand, unsere Stabilität und unser inneres Gleichgewicht spielen eine tragende Rolle im wahrsten Sinne des Wortes.

In der Einleitung habe ich bereits die Zusammenhänge des Fußgewölbes mit der Wirbelsäule und über Fußreflexzonen angesprochen. Die Fußsohle an sich ist ein hochkomplexes Gebilde, bestehend aus Muskeln, Knochen, Sehen, Bändern, Propriorezeptoren (Wahrnehmungsrezeptoren) und besagten Reflexpunkten. Dr. P. Ridder beschreibt in seinem Buch „Craniomandibuläre Dysfunktion" eindeutig die Zusammenhänge zwischen CMD und Fehlstellungen des Fußes und der gesamten unteren Extremität. Prof. Dr. E. Wühr hat die „Kraniofaziale Orthopädie" umfassend beschrieben. Auch Dr. B. Bricot verweist eindeutig auf die gegenseitige Beeinflussung von Fuß-Auge-Biss und Körperhaltung (s. Abbildung auf Seite 51). Er befasst sich mit der Umprogrammierung des Haltungssystems bei einer ganzen Reihe von Störungen. Unser Stand, also die Art wie wir stehen, welche Punkte wir belasten, hat großen Einfluss über die

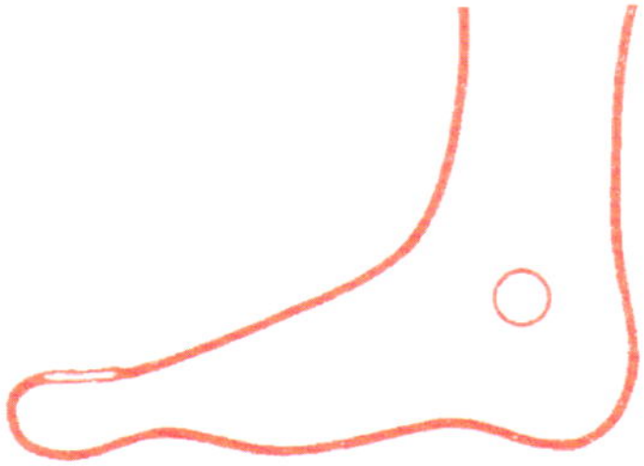

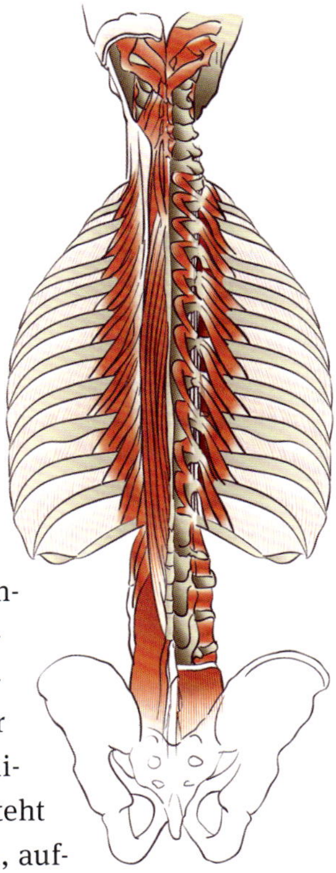

Beine auf die sogenannte autochthone Rückenmuskulatur über den Nacken bis hin zur Kaumuskulatur. Das sind die vielen kleinen Muskeln, die unsere Wirbelkörper miteinander verbinden. Und auch den Beckenboden trainieren wir damit. Kräftiger Beckenboden steht für gute Körperhaltung, richtiges Schlucken, aufrechte Kopfhaltung, gute Unterkieferposition. Eine optimale Grundhaltung, Beweglichkeit und Kraft aus der Tiefenmuskulatur wird in vielerlei Hinsicht wirksam:

Das Skelett wird von der Mitte aus, also vom Becken mit Einbezug der tiefen Beckenbodenmuskulatur, in die optimale Aufspannung gebracht und in der Tiefenmuskulatur vernetzt. Das verändert sofort die Haltung.

Bei der CANTIENICA®-Methode vernetzen und trainieren ausgefeilte, exakt aufeinander abgestimmte Übungen die Skelettmuskulatur. Von innen nach außen, spürbar und sichtbar werden Körperformen gestrafft und in ihre Bestform, unabhängig von Größe, Alter oder Gewicht gebracht. Effizient, kraftvoll und dabei schonend für die Wirbelsäule und Gelenke. Als mögliche Indikationen der CANTIENICA®-Methode wären zu nennen:

- Wirbelsäulenbeschwerden aller Art
- Folgen von Fehlhaltungen und Muskelschwäche, Arthrose, Osteoporose, Knieschmerzen und sonstige Gelenksbeschwerden
- Fehlhaltungen aller Art – Skoliose, Hohlkreuz, Rundrücken, Beckenschiefstand, O-Beine oder X-Beine
- Organsenkungen, Prolaps, Erschlaffung der Beckenbodenmuskulatur und damit Inkontinenz (Blase, Darm), chronische Blasenentzündung
- Fußdeformationen
- Kopfschmerzen
- Schwere Beine, Venenprobleme und Lymphstau

Die wieder geweckte Körperintelligenz fließt in den Haltungs- und Bewegungsalltag ein.

Wir gehen in der Regel kaum noch barfuß in der Natur. Harte, glatte Böden, schicke, aber ungünstige Schuhe sind die Regel. Das schwächt unsere Fußmuskulatur. Barfußpfade zu begehen ist ein Erlebnis der besonderen Art. Die Füße werden beim Gehen massiert, die hochsensiblen Wahrnehmungsrezeptoren werden aktiviert, der ganze Körper wird auf angenehme Weise gefordert, gefördert und entspannt. Die positive Wirkung ist hier also aufsteigend: von den Fußsohlen über die Beinmuskulatur, den Beckenboden, die Wirbelsäule bis zum Kopf mit seinen Gelenken, dem Unterkiefer und damit den Zähnen.

Ich sehe bei fast allen meinen kieferorthopädischen meist jungen Patienten eine Fehlstellung der Füße. Betrachtet man die

Fußachse von hinten kann diese nach innen gekippt sein (Valgusstellung) oder nach außen (Varusstellung). Die erste Form ist oft mit einer Innenrotation der Ober-/Unterschenkel-Achse und einer Nach-Innen-Neigung der Knie vergesellschaftet. Im Volksmund nennt man diese Fehlstellung X-Beine. Bei der zweiten Form, der Varusstellung, werden die Kniescheiben nach außen gedreht. Mit dieser Deformation der Beinachse entstehen die sogenannten O-Beine. Beide Varianten haben Einfluss auf die Stellung des Beckens durch Reibungen, Spannungen, Zug und Überlastungen anatomischer Strukturen. Das Becken hat gleichzeitig Puffer- und Drehpunktfunktion. Seine Stellung (gekippt, gedreht oder beides) wiederum beeinflusst die Stellung der unteren Lendenwirbel. Ein starkes Hohlkreuz (Lordose) geht oft mit einem Rundrücken (Kyphose) einher. Ein seitliche Verbiegung der Wirbelsäule (Skoliose) kann im Oberkiefer an der Verschiebung der Gaumennaht erkannt werden. Der Körper ist immer um Ausgleich bemüht, ähnlich einem Mobile. Das ist unserem aufrechten Gang geschuldet, damit unser kompliziertes Körpergebilde nicht umfällt. An der Lendenwirbelsäule und dem Hinterhaupt des Kopfes ist die schützende Rückenmarkshaut (Dura) befestigt. Der Zustand ihrer Spannung wiederum gibt Aufschluss auf die Position des Unterkiefers/Kiefergelenke. Mit dieser groben Umschreibung schließt sich der Kreis von den Füßen zum Kiefer und vom Kiefer zu den Füßen.

Propriorezeptive Einlagesohlen für den täglichen Gebrauch sind von großem Nutzen. Beckenschiefstände und -rotationen, Wirbelsäulenverkrümmungen u. v. a. m. können damit äußerst positiv beeinflußt werden. Schauen Sie sich noch einmal die Abbildung auf Seite 16 von H. Marquardt zur Formenähnlichkeit an. Auch daraus wird leicht ersichtlich und verständlich wie die Füße die Wirbelsäule beeinflussen.

Gesund beginnt im Mund

Gesund beginnt im Mund

Krankheit aber leider auch. Das Tor ganzheitlicher Gesundheit ist der Mund. Grundvoraussetzung für das Gesundwerden und Gesundbleiben des Menschen ist der gute Zustand seines Mundraumes. Darüber habe ich bereits schon einiges ausgeführt.

Es heißt doch „*Eigener Herd ist Goldes wert*". Leider nicht im Mund! Denn hier sind Herde nicht erwünscht. Im ersten Kapitel hatte ich Ihnen die Zusammenhänge zwischen Eckzahn und dem „Rest"-Körper zu erklären versucht. Selbstverständlich stehen alle anderen Zähne auch mit dem Organismus in Verbindung (s. Seite 23). Es gibt zahlreiche Beispiele, die belegen, dass mit dem Entfernen eines Störfeldes andere medizinisch nicht zu erklärende Beschwerden verschwinden. Eines davon möchte ich Ihnen aus meinem eigenen Erfahrungsschatz berichten.

Patient männlich, 59 Jahre alt, Zustand nach Herzinfarkt. Sechs Zähne waren teils seit Jahrzehnten wurzelgefüllt, aus unterschiedlichen Gründen, mit chronischen Entzündungen an den Wurzelspitzen, sieben Zähne waren aufgrund von Parodontose so stark geschädigt, dass sich hin und wieder Eiter aus den

Zahnfleischtaschen entleerte, also chronisch hochgradig entzündet mit akuten Schüben. Mehrere Brücken und Kronen vorhanden, einige Zähne fehlten seit Jahren und waren nicht ersetzt. Kurzum eine ungute Gesamtsituation. Ob der Herzinfarkt mit den multiplen chronisch entzündeten Bereichen im Mund zu tun hatte, lässt sich nachträglich nicht evaluieren, ist aber wahrscheinlich. Nachdem der Patient sich endlich hat alle entzündeten und wurzelgefüllten Zähne entfernen lassen und der „Grund" saniert wurde, geht es dem Patienten so gut, dass er auf eine weitere Medikation verzichtet. Ob sein Kardiologe das allerdings befürwortet, wage ich nicht zu behaupten.

Dr. J. Lechner aus München beschäftigt sich seit Jahrzehnten mit sogenannten Herden, Störfeldern und deren Auswirkungen. Dazu stellt er erst einmal die Fragen *„Was ist ein Herd?"*, *„Was ist ein Feld?"*[29]. Der Histologe Kellner liefert eine Begriffsbestimmung, die ich vereinfacht so zitieren möchte: *„Der Herd ist diejenige krankhafte lokale Veränderung im weichen Bindegewebe... mit der sich die ... Abwehrreaktionen in ständiger Auseinandersetzung befinden. Erst mit dem Zusammenbruch der ... Abwehrschranke beginnt die Fernwirkung ... auf den Organismus und damit die allgemeine Herderkrankung."* Und: *„Ein Feld liegt vor, wenn der Zustand eines Systems .... bestimmend ist für den Zustand eines Systems an einer anderen Stelle."*[30] Dies noch eingehender zu erklären würde den Rahmen dieses Buches sprengen. Dr. Lechner schreibt dazu: *„Viele chronisch Kranke leiden an*

[29 - 30] Dr. J. Lechner, Herd, Regulation und Information, Störfelder im Zahn-, Mund- und Kieferbereich, 2. Auflage, Karl Haug Verlag, Heidelberg, 1998

[31] Dr. J. Lechner, Der Feind in meinem Mund, Unbekannte und unerkannte Gefahren für die Gesundheit durch Zahn- und Kiefer-Störfelder, 3. Auflage, Eigenverlag Dr. J. Lechner, München, 2012

einem Krankheitsbild, das ihnen als solches im Augenblick noch gar nicht bekannt ist: chronische Belastungen aus dem Zahn- und Kieferbereich. Jeder sollte darüber Bescheid wissen, was ihn belastet oder schädigt oder schädigen kann, damit er sich schützt und schützen kann."[31]

Dass es sich dabei nicht nur um wurzelgefüllte Zähne handelt (übrigens nicht jeder wurzelgefüllte Zahn stellt auch einen Herd bzw. ein Störfeld dar!), auch um Materialien, die nicht vertragen werden, Narben, schlecht ausgeheilte Wunden, leider auch Implantate, muss Erwähnung finden. Bitte verstehen Sie: Nicht, dass die genannten Gründe immer eine chronische Entzündung auslösen. Können ja, müssen nein. Das Thema ist sehr komplex und ebenso individuell. Jeder Mensch ist besonders und jeder Mensch reagiert anders, das macht es oft auch sehr schwierig, herauszufinden, um was es geht und man muss sich als Arzt/Zahnarzt auf eine detektivische Reise zusammen mit dem Patienten begeben. Das ist oft spannend, nicht immer Erfolg versprechend und meistens auch sehr mühsam. Bei gegenseitigem Vertrauen und Bemühen jedoch ist die Chance, dass es gelingt, um einiges höher.

Professionelle Zahnreinigung

Bei einer größeren Anschaffung wie beispielsweise einem Auto ist es selbstverständlich, dass man dieses auch entsprechend pflegt, sauber hält, regelmäßige Inspektionen durchführen lässt, den Öl- und Wasserstand kontrolliert und Ähnliches mehr. Unsere Zähne und unser Gebiss stellt uns die Natur kostenlos zur Verfügung. Gerade deshalb ist die regelmäßige Inspektion und Pflege dieses wunderbaren Geschenks unabdingbar. Ein- bis zweimalige Zahnarztkontrollen im Jahr und professionelle Zahnreinigungen schützen nicht nur vor Zahnfleischerkrankungen und Karies, auch Mundkrebs und andere Formen der Mundschleimhauterkrankungen können so früh erkannt und sofort behandelt werden. Zudem ist hinreichend durch Studien belegt, dass 90 Prozent der Magengeschwüre durch Bakterien, meist Helicobacter, verursacht sind, die sich in den Zahnbelägen finden und täglich (ca. 100x pro Std.! = ca. 1000x am Tag!) geschluckt werden. Bei der Arteriosklerose als häufige Ursache von Herzinfarkt und Schlaganfall konnte nachgewiesen werden, dass auch hier Mundbakterien, die sich ausschließlich in entzündeten Zahnfleischtaschen finden, an den Gefäßinnenwänden tummeln. Ebenso spielt bei Früh- und

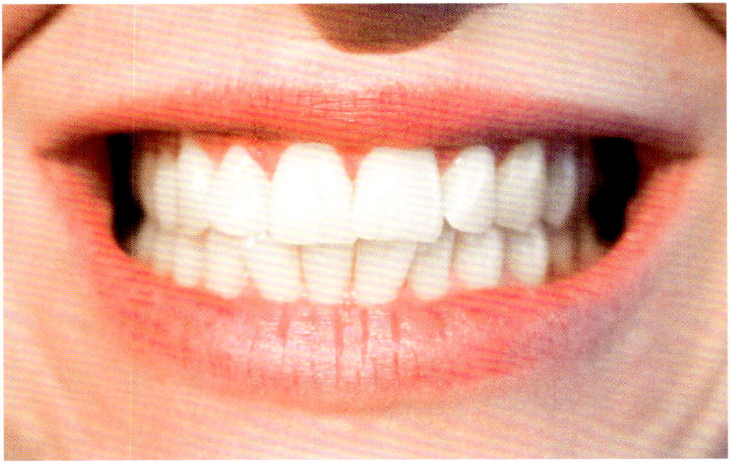

Fehlgeburten entzündetes Zahnfleisch eine negative Rolle, da es wehenauslösend wirken kann. Darum ist eine der wichtigsten Maßnahmen neben der gründlichen Mundhygiene, der regelmäßige Zahnarztbesuch.

Nehmen Sie Ihre Kinder schon früh zu Ihren Vorsorgeuntersuchungen mit, damit sie die besondere Atmosphäre einer Zahnarztpraxis kennenlernen. Zudem existiert in Hessen u. a. Bundesländern schon seit vielen Jahren das Konzept der Kindergartenpatenschaft, bei der niedergelassene Zahnarztteams die Kinder in der vertrauten Umgebung des Kindergartens besuchen, mit ihnen die Zähne putzen, singen, spielen und gesund frühstücken. Es gilt die Maxime zuckerfreier Vormittag (vier Stunden Kindergarten) plus gründliches Zähneputzen vor dem Schlafengehen (zwölf Stunden Nacht). Daraus ergeben sich 16 zuckerfreie Stunden, die acht Stunden gegenüberstehen, in denen auch mal süß gegessen werden darf. Wenn wir davon ausgehen, dass der Speichel reparative Kräfte besitzt, dann entsteht ein Verhältnis

Zeitspanne für Speichelschutzmechanismen

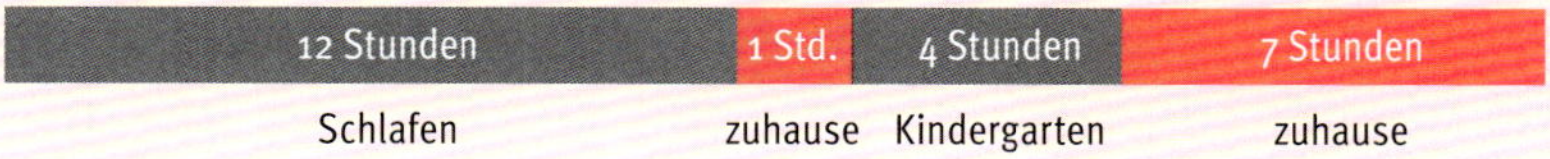

von 2:1 zugunsten der Reparation. Kinder mit kariesfreiem Milchgebiss haben die größten Chancen, ein lebenslang gesundes Gebiss zu entwickeln. Mit dieser Erziehung zur Achtsamkeit, die zugegebenermaßen anstrengend sein kann, tun Sie Ihren Kindern sehr viel Gutes.

Die Landesarbeitsgemeinschaft Jugendzahnpflege in Hessen (LAGH) propagiert das Fünf-Sterne-Modell. Es besagt:

- Zähne putzen abends, danach nichts mehr essen und trinken außer Wasser
- Eltern putzen abends alle Kinderzähne von allen Seiten sauber, bis ihre Kinder flüssig Schreibschrift schreiben können
- Zähne putzen nach dem Frühstück
- Zuckerfreier Vormittag
- Zuckerhaltige Lebensmittel und Getränke wenig, dafür aber bewusst. Ein süßer Nachtisch und Naschen am Nachmittag ohne schlechtes Gewissen und mit Genuss.

Die professionelle Zahnreinigung (PZR) heilt Zahnfleischentzündungen und beugt dem chronischen Abbau des Zahnhalteapparates vor. Damit ist sie für jeden Menschen als prophylaktische Maßnahme von fundamentaler Bedeutung und ein entscheidender Baustein für die langfristige Mundgesundheit.

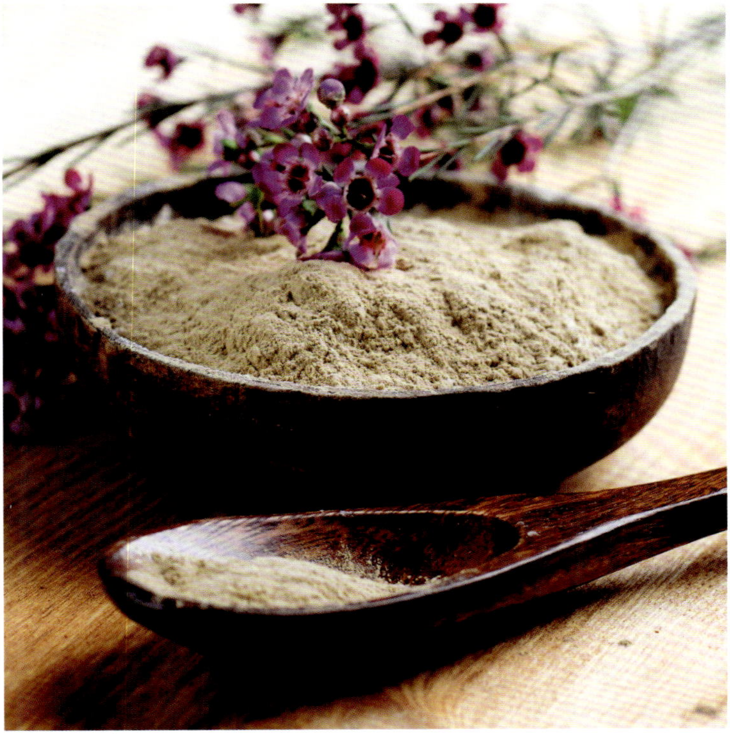

Besonders für Kinder und schwangere Patientinnen (Reduzierung des Frühgeburtenrisikos, Gesundheit für das Neugeborene) haben vorbeugende Maßnahmen eine große Bedeutung. Aber auch für Patienten mit bereits bestehenden Erkrankungen wie Diabetes, Bluthochdruck sowie bei Herz-Kreislauf-Erkrankungen spielt der Mundgesundheitszustand eine bedeutende Rolle.

Naturheilkundlich orientierte Praxen legen Wert auf ebensolche Materialien. Heilerde oder Sandelholzpulver verstärken ihre Wirkung mit Rosen- oder Orangenblütenwasser. Es gibt mittlerweile eine Vielzahl an Hilfs- und Reinigungsmitteln, die die natürliche Reinigung des Mundraumes unterstützen, ohne seine Flora scharf anzugreifen, z. B. Zahnpasten mit ätherischen Ölen, mit effektiven Mikroorganismen, auf Basis von Heilerde, Zahnöle u. a.

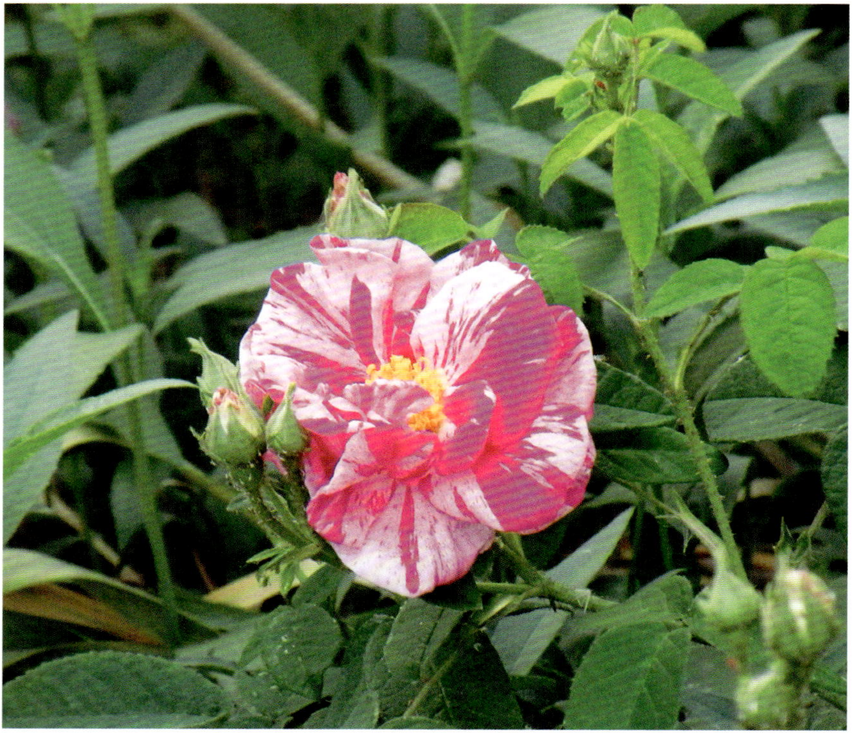

Mittlerweile gibt es Probiotika nicht nur für den gesunden Darm, auch für die gesunde Mundflora. Ein spezielles Bakterium (L. reuteri) sorgt für das lang anhaltende Ergebnis nach Zahnreinigung und Parodontalbehandlung. Ein anderes (Str. salivarius M18) sorgt ebenfalls für das bakterielle Gleichgewicht im Mund und hat seine Bedeutung bezüglich der Kariesentstehung.

Ernährung, Entgiftung, Aufbau

Über gesunde Ernährung möchte ich an dieser Stelle nicht schreiben, sie versteht sich von selbst. Es gibt sehr viele unterschiedliche Ernährungsformen, Ernährungsstile, Bücher, Lehrmeinungen etc. Eines sei jedoch gesagt: Menschen mit starken Lymphstauungen sollten sich auf Nahrungsmittelunverträglichkeiten und/oder das Vorliegen einer Zöliakie untersuchen lassen. Oftmals ist es so, dass Milcheiweiß, Laktose, Gluten, Farbstoffe, Konservierungsmittel o. a. nicht vertragen werden. Die Palette ist unendlich.

Auch Bewegung, das ist allgemein bekannt, fördert die Gesundheit. „*Wer rastet, der rostet*“, in dieser Volksweisheit steckt viel Weisheit, denn heute wissen wir, dass durch Bewegung die Faszien geschmeidig gehalten werden. Dieses Fasernetz von der Oberfläche bis in die Tiefe unseres Körpers ist an allen Stoffwechselvorgängen beteiligt. Es verbindet die Knochen, Muskeln und Organe miteinander. Es hüllt die Organe wie Bonbonpapier ein und hängt sie am Skelett auf. Auch unseren Unterkiefer und unsere Zähne. Allein der Unterkiefer ist beispielsweise über das Fasziensystem mit fünf weiteren Schädelknochen und so mit der

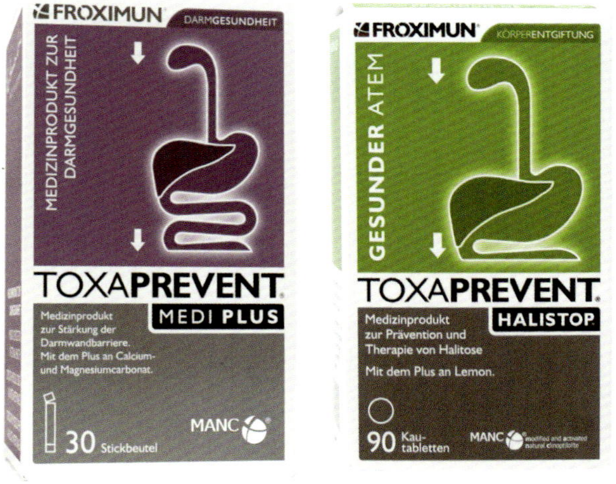

Zeolithe der Firma FROXIMUN® als Lutschtabletten und als Pulver

Wirbelsäule und dem Becken verbunden. Ich habe das an anderen Stellen bereits ausgeführt.

Der Flüssigkeitshaushalt läuft über dieses Binde-/Fasziengewebe. Die Nähr- und Sauerstoffversorgung ist nach Bewegung effektiver als in Ruhe. Aber Vorsicht: auch hier ist die Balance, das gesunde Verhältnis zwischen Aktion und Entspannung von Wichtigkeit.

„Detox“ ist buchstäblich in aller Munde. Entgiftung stellt eine besondere Herausforderung unserer Zeit dar. Die Liste der Umweltgifte ist mannigfaltig. Die Heilpraktikerin B. Fornoff schreibt in ihrem Leitfaden für Frauen „Hormone in Balance“: *„Regelmäßige Detoxkuren und Heilfasten halten uns vital. Wir können einen sehr bewussten Lebensstil leben, trotzdem wird es immer wichtiger, regelmäßig schädliche Stoffe aus dem Körper auszuleiten.“* [32]

[32] HP B. Fornoff, Hormone in Balance, 1. Auflage, Lotte Verlag Bad Nauheim 2016

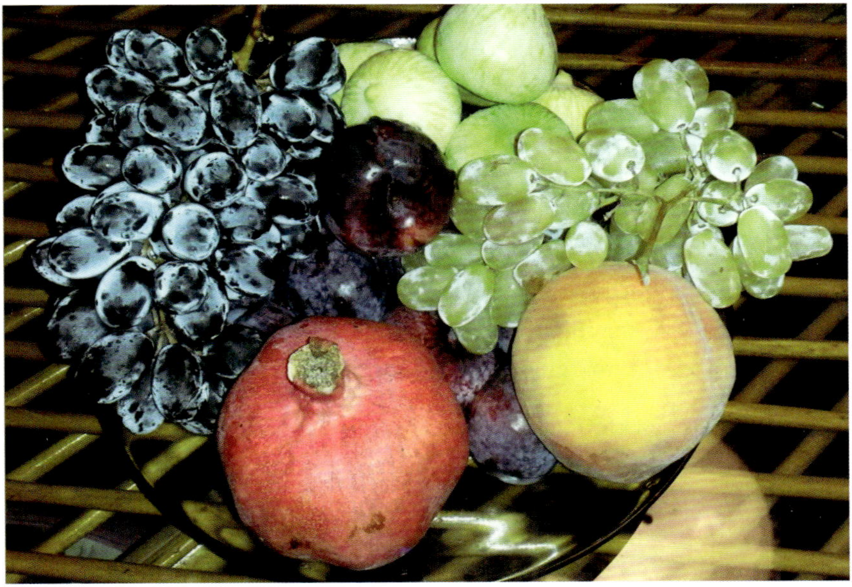

Ich benutze MANC®Zeolithe der Firma FROXIMUN in meiner Praxis. Toxaprevent® saugt Schadstoffe direkt in der Mundhöhle und im Magen-Darm-Trakt wie ein Schwamm auf, entgiftet und entlastet damit die Leber. Es verlässt den Körper mit den gebundenen Schadstoffen über den Darmausgang. Weiterhin besteht eine Vielzahl anderer Entschlackungsmöglichkeiten (ayurvedische Kuren, nach F.X. Mayer, Buchinger u. v. a.) mit und ohne Homöopathika. Selbstregulation kann nur greifen, wenn Blockaden gelöst werden. Wenn der Rucksack, den wir tragen, bis oben hin mit Steinen gefüllt ist, wird der Weg immer beschwerlicher oder gar nicht mehr gangbar.

Es gibt allgemeinmedizinische ganzheitlich arbeitende Praxen oder Heilpraktiker, die eine Vielzahl an Diagnostik und Therapiemöglichkeiten anbieten, den Organismus zu entlasten und orthomolekular wiederaufzubauen. Auch bei relativ gesunder Ernährung fehlen uns, bedingt durch die Armut der Böden, eine Vielzahl an Vitaminen, Spurenelementen, Enzymen und anderen wertvollen „Lebens"-Mitteln. Nennen möchte ich hier beispielsweise den Hersteller mse Pharmazeutika, der Präparate von Dr. F. Enzmann anbietet. Hier werden gezielt fehlende Mikronährstoffe und Coenzym Q10 sog. Mitoceuticals® substituiert. So werden besonders die Kraftwerke der Zellen, die Mitochondrien, mit Nährstoffen versorgt. Prävention und Therapie chronisch-entzündlicher Erkrankungen stehen im Zentrum der sogenannten MitoMedizin.

Als anderes Produkt ist ein Saftkonzentrat des Herstellers LaVita® zu nennen, mit dem über eine 90-tägige Kur die Vitalstoffbasis für die Zellerneuerung geschaffen wird. Kinder und Jugendliche, die z. B. kein Gemüse essen wollen, auch und besonders Schwangere können hier durch den gut schmeckenden wertvollen Saft nur profitieren und alles Nötige erhalten. Das Angebot ist mannigfaltig. Dadurch wird der Grundstein gelegt, die Eigenregulation wieder möglich zu machen, bzw. wieder anzukurbeln.

Anhang

Netzwerkmedizin

Ganzheitliche Ärzte und Orthopäden, Heilpraktiker, Osteopathen und Physiotherapeuten arbeiten zusammen.

„Das Einzelne kann nur vom Ganzen her geheilt werden."

Hinter diesem Zitat des Hippokrates steht die Erkenntnis, dass der Mensch aus hochkomplexen biologischen Systemen besteht, die die Fähigkeit besitzen, sich selbst zu regulieren. Das oro-faziale System (Mundbereich) ist ein Teilsystem dieses (bio-psycho-öko-sozio) Systems, das heißt, es ist mit allen anderen Körpersystemen vernetzt. Das habe ich schon an verschiedenen Stellen dieses Buches zu erklären versucht. Alle diese Systeme beeinflussen sich gegenseitig, positiv wie negativ. Deshalb besteht eine Notwendigkeit systemischen Denkens, Entscheidens und Handelns in der Medizin wie in der Zahnmedizin.

Das macht es so wichtig, mit einem umfassenden Netzwerk von verschiedensten Therapeuten zusammenzuarbeiten. Wir stehen in engem Kontakt zueinander und sind in stetem Austausch bemüht, unseren gemeinsamen Patienten zu helfen. Zu den wichtigsten Co-Therapeuten gehören die Osteopathen, die oftmals von Hause aus Physiotherapeuten sind und inzwischen auch eine heilpraktische Ausbildung absolvieren müssen. Ebenso Umweltmediziner oder ganzheitlich denkende und arbeitende Allgemeinmediziner und Orthopäden. Heilpraktiker haben per se ein Grundverständnis für ganzheitliche Zusammenhänge.

Adressen, Fachgesellschaften, Firmen, Verbände mit Therapeutenlisten

Internationale Gesellschaft für Ganzheitliche ZahnMedizin e. V. (GZM)
Kloppenheimer Straße 10, 68239 Mannheim
Internet: www.gzm.org

Gesellschaft für ganzheitliche Kieferorthopädie e. V. (GKO)
Postfach 30 02 71, 50772 Köln
Internet: www.gko-online.de

Bundesverband der naturheilkundlich tätigen Zahnärzte in Deutschland e.V. (BNZ)
Postfach 30 02 71, 50772 Köln
Internet: www.bnz.de

Deutsche Gesellschaft für Akupunktur e. V. (DAEGFA)
Würmtalstraße 54, 81375 München
Internet: www.daegfa.de

Verband der Osteopathen e. V.
Untere Albrechtstraße 15, 65185 Wiesbaden
Internet: www.osteopathie.de

Freie Akademie für Osteopathie
Am Kurpark 1, 95680 Bad Alexandersbad
Internet: www.Fafo-osteo.de

Prof. Dr. Erich Wühr
Müllerstraße 7, 93444 Bad Kötzting
Internet: www.falscher-biss-macht-schmerzen.de

MaRhyThe-Systems GmbH & Co. KG
Industriestraße 29, 82194 Gröbenzell
Internet: www.marhythe-systems.de

Pascoe Naturmedizin seit 1895
Pascoe pharmazeutische Präparate GmbH
35386 Gießen
Internet: www.pascoe.de

FROXIMUN AG
Neue Straße 2a, 38838 Schlanstedt
Internet: www.froximun24.de

mse Pharmazeutika GmbH
Dr. Franz Enzmann
Nehringstraße 15, 61352 Bad Homburg
Internet: www.mse-pharma.de

LaVita GmbH
Ziegelfeldstraße 10, 84036 Kumhausen
Internet: www.lavita.de

Medreflexx GmbH
Hesseloherstraße 5, 80802 München
Internet: www.medreflexx.de

Myobrace Europa
PO Box 718, 5140 AS Waalwijk, Niederlande
Internet: www.myobrac.com

Dentallabor Dirk Geuer
Büscherhof 10A, 51545 Waldbröl
Internet: www.kfogeuer.de

YOGAwelten Akademie Gbr
Kristin Herber, Kirsten Hoppmann, Bernadette Latta,
Dorothea Linn und Hilde Maartje Thiele
Ludwigstraße 21, 61231 Bad Nauheim
Internet: www.YOGAwelten.de

Tai Chi und Ch'i-Kung Schule Gisa Anders
Hochwaldstraße 45a, 61231 Bad Nauheim
Internet: www.taichi-frankfurt-badnauheim.de

CANTIENICA AG
Seefeldstrasse 215, CH-8008 Zürich
Internet: www.cantienica.com

Literaturempfehlungen

- Ingvo Broich, Sprache-Körpersprache-GRUNDFUNKTIONEN, Centaurus Verlag Freiburg
- Michèle Caffin, Was Zähne zeigen, AURUM
- Ruediger Dahlke, Aggression als Chance, Bertelsmann
- Ruediger Dahlke, der Körper als Spiegel der Seele, Gräfe und Unzer
- Tilmann Fritsch, Der Mund als Ort der Heilung, IRISIANA
- Michal Grandjean, Peter Bornhofen, Warum denn so verbissen?, Joy Verlag
- Armin J. Husemann, Der Zahnwechsel des Kindes, Verlag Freies Geistesleben
- Monika Kiehl-Hinrichsen, Renate Kvieske, Wackeln die Zähne-wackelt die Seele, Urachhaus
- Gert Groot Landeweer, Einführung in die CranioSacrale Therapie, Wie man körperliche Blockaden selbst lösen kann, IRISIANA
- Johannes Lechner, Der Feind in meinem Mund, Eigenverlag Dr. J. Lechner, München
- Rosemarie Mieg, Krankheitsherd Zähne, Ratgeber Ehrenwirth
- Jürgen Schmitter, Wenn der Kiefer knirscht, systemed Verlag
- Dirk Schreckenbach, Zahngeflüster, Portal zur Gesundheit
- Hubertus von Treuenfels, Gesund beginnt im Mund, KNAUER MENSSANA
- Dietrich Volkmer, Herd-Focus-Störfeld, Books on Demand
- Dietrich Volkmer, Die Kunst des Knirschens, Energetik Verlag

Bildnachweis

Titelbild „Molare“ von Pata Paris, 60 x 60 cm, Acryl auf Leinwand, 2009 www.pata-paris.de

S. 10: BALANCE, ©Susanne Herdegen, fotobuchstaben.de

S. 11: teeth, Kjerstin Michaela, 1652976, pixabay, 2016

S. 14: lion, SarahRichterArt, 3012515 640, pixabay, 2011

S. 14: elephant, carolehenderson, 3426522 1280, pixabay, 2015

S. 15: KRÖGER Photography & Imaging GmbH, 2015

S. 16: Entsprechung Fuß/Wirbelsäule mit freundl. Genehmigung von H. Marquardt aus „Formenähnlichkeiten als Schlüssel zur Therapie“, H. Marquardt Verlag, 10. Auflage 2015

S. 17: Formenähnlichkeit Kiefergelenk/Hüftgelenk mit freundl. Genehmigung von H. Marquardt aus „Formenähnlichkeiten als Schlüssel zur Therapie“, H. Marquardt Verlag, 10. Auflage 2015

S. 17: Sitzender Mensch/stehender Fuß mit freundl. Genehmigung von H. Marquardt aus „Formenähnlichkeiten als Schlüssel zur Therapie“, H. Marquardt Verlag, 10. Auflage 2015

S. 19: sauberes und trübes Wasser, eigenes Bild

S. 22: Der Mund als Eiform mit freundl. Genehmigung von Dr. B. Herrmann, © Dr. Ch. Herrmann, Heidelberg

S. 23: Die Beziehungen der fünf Funktionskreise zu den Zähnen mit freundl. Genehmigung von Dr. J.M: Gleditsch, Lehrbuch und Atlas der MikroAkuPunktSysteme (MAPS) © Quintessenz Verlags-GmbH, Berlin

S. 25: chamomile, szjen009190, 796381 640, pixabay, 2015

S. 26: Ablauf des Zahnwechsels bis zur frühen Kindheit, ©Manuel Ruoss, www.manuelruoss.com, Luzern, 2018

S. 27: Ablauf des Zahnwechsels – Wechselgebiss, bleibendes Gebiss, ©Manuel Ruoss, www.manuelruoss.com, Luzern, 2018

S. 32: icecreme, rvas, 52144707, adobe stock, 2011

S. 33: Geschmackszonen der Zunge, gritsalak, 129164793, adobe stock

S. 34: Einsteinzunge, Matthias Stolt, 36702699, adobe stock, 2011

S. 36: Säugling, Nik, 50061880, adobe stock, 2013

S. 37: Kuss 1, ©Carla Haslbauer, carlahaslbauer.com, Bad Nauheim-Luzern,2018

S. 38: dolphin, webidrole, 1974975, pixabay, 2011

S. 39: Kuss 2, ©Carla Haslbauer, carlahaslbauer.com, Bad Nauheim-Luzern,2018

S. 39: Kuss 3, ©Carla Haslbauer, carlahaslbauer.com, Bad Nauheim-Luzern,2018

S. 40: Kiss, betexion, 2779519, pixabay, 2017

S. 42: Kuss 4, ©Carla Haslbauer, carlahaslbauer.com, Bad Nauheim-Luzern,2018

S. 43: Kuss 5, ©Carla Haslbauer, carlahaslbauer.com, Bad Nauheim-Luzern,2018

S. 43: Kuss 6, ©Carla Haslbauer, carlahaslbauer.com, Bad Nauheim-Luzern,2018

S. 46: Oberkiefer, Unterkiefer, eigenes Bild

S. 47: Günstige gerade und ungünstige schiefe Kauebene, mit freundl. Genehmigung von Prof. Dr. E. Wühr aus Kraniofaziale Kieferorthopädie, E. Wühr, Verlag für Ganzheitliche Medizin Dr. E. Wühr GmbH, Bad Kötzting/Bayr. Wald, 2008

S. 47: Schmerzbereiche, mit freundl. Genehmigung von Prof. Dr. E. Wühr aus Kraniofaziale Kieferorthopädie, E. Wühr, Verlag für Ganzheitliche Medizin Dr. E. Wühr GmbH, Bad Kötzting/Bayr. Wald, 2008

S. 48: Disharmonische Kraftleitung, mit freundl. Genehmigung von Prof. Dr. E. Wühr aus Kraniofaziale Kieferorthopädie, E. Wühr, Verlag für Ganzheitliche Medizin Dr. E. Wühr GmbH, Bad Kötzting/Bayr. Wald, 2008

S. 49: Säugling, Nik, 50061880, adobe stock, 2013

S. 51: Körperhaltung bedingt durch die Stellung des Unterkiefers mit freundl. Genehmigung von Dr. B. Bricot aus Posturologie, Die globale Umprogrammierung des Haltungssystems, Dr. Bernard Bricot, 2. Aufl. 2017, Martin Lochner KG Heilbronn

S. 53: teeth, svklimkin, 118092970, adobe stock, 2016

S. 59: Stress, cameravit, 196833897, adobe stock, 2017

S. 65: Motorischer Homunculus aus Physiologie des Menschen, 24. Auflage Schmidt – Thews Springer Lehrbuch

S. 68: Bionator von vorne, von hinter, von der Seite, eigenes Bild

S. 70: Auswirkung des Bionators auf den ganzen Körper, © BNZ (Bundesverband der naturheiltätigen Zahnärzte in Deutschland e.V.)

S. 72: Das Ei und seine Pole, Stufen der Umpolung mit freundl. Genehmigung v. Dr. B. Herrmann, © Dr. Ch. Herrmann, Heidelberg

S. 74: Crozat-Gerät, eigenes Bild

S. 75: Myobrace®, verschiedene Formen, eigenes Bild

S. 77: Balance, MAK, 1659834, fotolia

S. 78: Osteopathie, eigenes Bild

S. 80: Lymphdiaral® Pascoe, © Pascoe pharmazeutische Präparate GmbH, Gießen

S. 83: jorgeAlejandro, 80988863, fotolia

S. 85: natural medicine, cenczi, 1738161, pixabay, 2014

S. 87: Die Beziehungen der fünf Funktionskreise zu den Zähnen und Vestibulumpunkten mit freundl. Genehmigung von Dr. J.M Gleditsch, Lehrbuch und Atlas der MikroAkuPunktSysteme (MAPS) © Quintessenz Verlags-GmbH, Berlin

S. 89: magann, 46480646, fotolia

S. 91: Zelle, eigenes Bild

S. 93: mit freundl. Genehmigung der Tai Chi und Ch'i-Kung Schule Frankfurt-Bad Nauheim, Gisa Anders

S. 94: mit freundl. Genehmigung von YogaWelten, Bad Nauheim, Bernadette Latta

S. 95: Behandlungsbedürftiges Gebiss mit freundl. Genehmigung von Prof. Dr. E. Wühr aus Kraniofaziale Kieferorthopädie, E. Wühr, Verlag für Ganzheitliche Medizin Dr. E. Wühr GmbH, Bad Kötzting/Bayr. Wald, 2008

S. 97: Fuß mit freundl. Genehmigung von H. Marquardt aus „Formenähnlichkeiten als Schlüssel zur Therapie", H. Marquardt Verlag, 10. Auflage 2015

S. 97: autochthone Rückenmuskulatur, Illustration: Ernst Gamper/Sandra Cantieni, Zürich, mit freundlicher Genehmigung von CANTIENICA® AG, © Benita Cantieni 2012

S. 105: teeth, Kjerstin Michaela, 1652937, pixabay, 2016

S. 107: emmi, 20875952, fotolia

S. 108: eigenes Bild

S. 110: Toxaprevent Halistop® und Mediplus Toxaprevent®, ©FROXIMUN

S. 111: Obst, eigenes Bild

S. 115: Netzwerk, eigenes Bild

S. 123: SATI, ©Susanne Herdegen, fotobuchstaben.de

Autorenbild: ©FotoBella Isabella Helm, 2017

Danksagung

Mein Dank gilt in erster Linie meinen Lehrern, im Besonderen Dr. Ingvo Broich, Dr. Jochen M. Gleditsch, Dr. Hubertus von Treuenfels, Dr. Dietrich Volkmer, Prof. Dr. Erich Wühr, dem leider schon verstorbenen Dr. Christoph Herrmann und den vielen anderen, die es geschafft haben, den Funken der Begeisterung auf mich überspringen zu lassen.

Meiner Verlegerin Frauke Ahlers, die sich auf das Abenteuer dieses Themas eingelassen und mir Mut zugesprochen hat.

Meinem Grafikdesigner Markus Rühl, der mit viel Kreativität und Geduld meine Wunschvorstellung umgesetzt hat.

Meinen Patienten, die mich immer wieder aufs Neue lehren, wie vielschichtig und einzigartig jeder einzelne von ihnen ist.

Und natürlich den Sponsoren, die den Lotte-Verlag unterstützt haben, um dieses Gedankenwerk zu Papier zu bringen.

Mit einem Wort aus dem Sanskrit, das in der Übersetzung Achtsamkeit bedeutet, möchte ich mich bei allen bedanken, die mich fördernd und unterstützend begleitet und geleitet haben mit dem Wunsch verbunden, dass sie und ich weiterhin achtsam durchs Leben gehen.

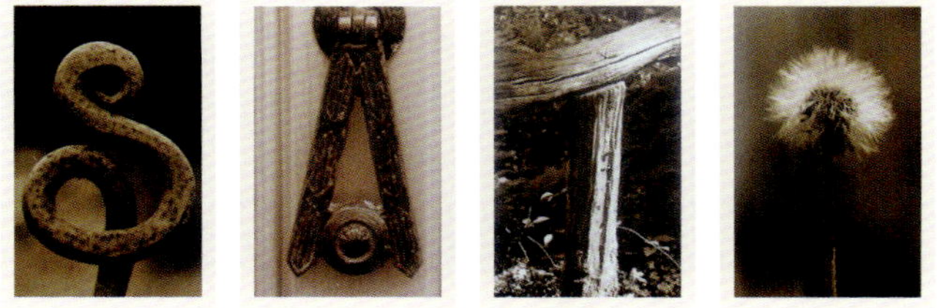

Sati

Haftungsausschluss

Die in diesem Buch veröffentlichten diagnostischen und therapeutischen Ratschläge wurden mit großer Sorgfalt von der Autorin erarbeitet. Eine Garantie für ihre fachliche Richtigkeit kann jedoch nicht übernommen werden. Außerdem ersetzen sie nicht eine Beratung und gründliche Untersuchung durch Ihren Arzt/Zahnarzt. Nur er kann über Diagnose, Therapie und Dosierung von Präparaten entscheiden.

Medizinische Erkenntnisse sind einem ständigen Wandel unterworfen. Empfehlungen, die bei Redaktionsschluss noch uneingeschränkt gültig waren, können durch neue Erkenntnisse revidiert oder verworfen werden, sodass eine diagnostische oder therapeutische Methode nicht mehr angewendet werden darf oder sollte. Eine Haftung der Autorin oder des Verlags für eventuell entstandene Schäden, die aus den im Buch gemachten Hinweisen entstehen, ist deshalb ausgeschlossen.

In der Balance-Reihe des Lotte-Verlags ist außerdem erschienen:

Hormone in Balance – Leitfaden für Frauen

ISBN 978-3-9816084-2-7

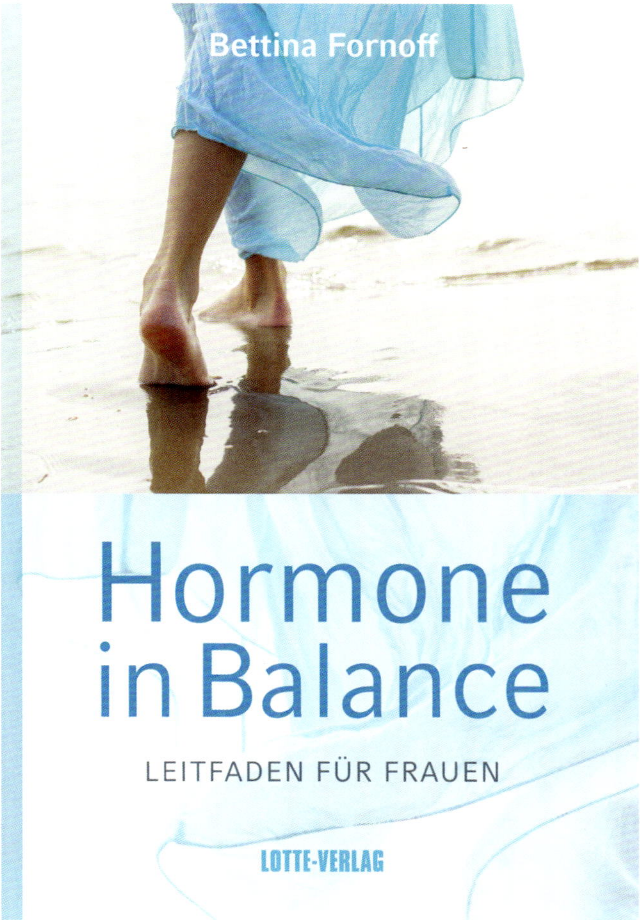